手把手教你家庭急救

主 编

万 健·赵江霞

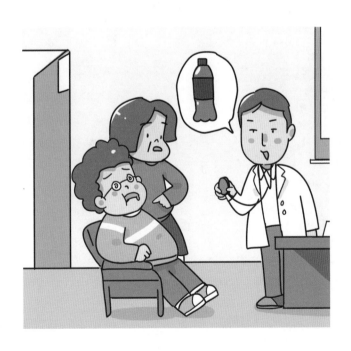

上海科学技术出版社

图书在版编目（ＣＩＰ）数据

手把手教你家庭急救 / 万健，赵江霞主编. -- 上海：
上海科学技术出版社，2022.8（2024.1重印）
ISBN 978-7-5478-5691-8

Ⅰ．①手… Ⅱ．①万… ②赵… Ⅲ．①急救－基本知
识 Ⅳ．①R459.7

中国版本图书馆CIP数据核字(2022)第093368号

手把手教你家庭急救

主编 万 健 赵江霞

上海世纪出版（集团）有限公司

上海 科 学 技 术 出 版 社   出版、发行

（上海市闵行区号景路 159 弄 A 座 9F–10F）

邮政编码 201101 www.sstp.cn

上海盛通时代印刷有限公司印刷

开本 787×1092 1/16 印张 8

字数：130 千字

2022 年 8 月第 1 版 2024 年 1 月第 3 次印刷

ISBN 978-7-5478-5691-8/R · 2494

定价：48.00 元

内容提要

随着生活水平的逐步提高，人们对健康安全的需求日益增强，但一些危急重症仍不可避免地出现。然而，日常生活中，普通老百姓由于医学常识的缺乏，会使很多突发病、危重病没能在第一时间得到医治，很多第一目击者往往手足无措，只能消极等待医务人员的到来，从而浪费了宝贵的救治时间，导致后期救治效果大打折扣。因此，医学常识的普及，尤其是急救医学知识科普，非常重要且必要。

本书针对家庭中易涉及的突发疾病和意外伤，通过生动的案例小故事描述，以通俗的语言、清晰明了的流程图及形象传神的插画，介绍了急性中毒、意外伤害，以及内科、外科、妇科、眼耳鼻咽喉科疾病等方面的科普知识，涵盖内、外、妇、儿等科疾病常见的家庭急救相关知识，将急救知识要点和老百姓需要掌握的处置流程，以简洁、易懂的形式呈现，符合大众对于急救知识科普的阅读需求。本书适合普通家庭阅读，尤其是家中有老年人和儿童的家庭成员及对家庭急救有浓厚兴趣的人群；也可作为儿童启蒙急救科普参考图书。

编者名单

主 编

万 健 赵江霞

副主编

诸海军 许 君 孙 杰

编 委
(按姓氏笔画排序)

王玲玲　卢昕媛　刘亭敏　孙 杰　孙丽艳　李 兴

李晓昕　邱 伟　宋卫东　张 蕾　张家鑫　陈 娟

陈 嵩　陈以标　范 群　周 锐　赵丹丹　赵庆忠

俞士勇　施蕾婷　洪 叶　祖道明　秦 龙　夏圻儿

凌静雯　陶 燕　蔡 波　蔡海斌

序

　　2021年，上海市卫生健康委员会出台《关于加强本市医疗卫生机构健康教育与健康促进工作的指导意见》，鼓励和引导医疗卫生机构加强健康促进工作，有组织地广泛发动医疗卫生机构开展健康促进，加强患者、社区健康教育成为医疗机构的职责所在，参与健康科普也成为医务人员的职责。

　　健康教育与健康促进被世界卫生组织确定为21世纪疾病预防与控制的三大战略措施之一，是提高公众健康水平最根本、最经济、最有效的措施，医疗卫生机构已经成为健康教育与健康促进的重要阵地。

　　上海市浦东新区人民医院医师编写这本科普读物《手把手教你家庭急救》，便是积极、有效地发挥了其作为一家公立医疗机构的健康促进职能。本书每一专题所涉及的科普知识及故事都源于日常工作与生活，每一条知识要点都源于专业临床实践，编者团队用心地以各板块内容和形式进行呈现，使老百姓能读得懂、能看得明白、能学得会，这便是科普的价值所在。

　　"健康促进工作，任重而道远"，不能仅仅是喊喊口号。医学科普的意义不仅在于帮助公众理解科学技术，而且还在于造就和培养一支能"科"能"普"的队伍，从而有计划地开展科普项目，有规划地进行科普人才培养，坚持做好专业、靠谱、易懂、有趣的科普！

上海市健康促进委员会办公室副主任
上海市卫生健康委员会健康促进处处长

前　言

　　本书的编写要先从上海市浦东新区人民医院的科普品牌"急与疾"说起。一次偶然的舞台剧创作，使一群致力于科普的青年医务人员走上了科普之路，并打造出这一喜闻乐见的科普品牌。

　　这几年，上海市浦东新区人民医院通过创作科普舞台剧、短视频、情景微电影、课件等科普资源包，配合急救技能培训、健康讲座、科普体验等活动，为老百姓普及家庭急救相关医学知识。此次，这支团队又拿起了笔，将科普知识以科普读物的形式呈现，将一些常见的家庭急救科普记录下来，配以大量流程图、漫画。每个专题都会讲述一个科普小故事，并罗列出要点和重点，部分专题还设立了"家庭小药箱"，最大限度地便于广大读者学习和操作。特别值得一提的是，我们还融入了新媒体元素，将部分内容制成视频并形成二维码置于书中，目录中的相关专题名以橙色文字呈现，方便读者扫码观看。

　　本书通过传统与创新相结合的方式，将日常急救常识传播给公众，让更多的老百姓了解家庭急救、掌握一定的急救知识和技能，在遇到突发事件时能第一时间自救及他救。本书不仅适用于家庭学习，也适用于社区、企业、学校等场所的急救科普教学。

　　最后，感谢上海市科学技术委员会和上海市浦东新区科技和经济委员会的大力支持。

万　健　赵江霞

2022 年 5 月于上海

目 录

第一篇

急性中毒篇

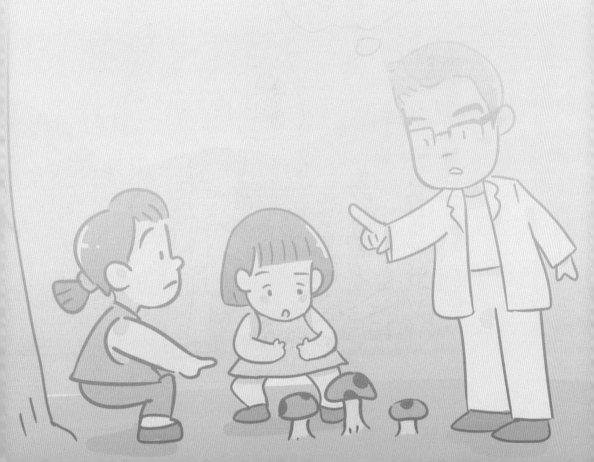

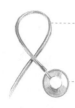

1 蘑菇味美，树林丛中勿乱采

关键词：毒蘑菇　毒蕈

 小故事

一天，小红和花花一起在树林里玩耍。由于刚下过一场雨，空气格外清新。看到地上有片鲜艳的蘑菇丛，小红忍不住蹲下摘了几朵蘑菇。花花说："蘑菇很好吃，回去让奶奶烧给我们吃吧。"这时候，小红的手机铃声响起："红伞伞，白杆杆，吃完一起躺板板。躺板板，睡棺棺，然后一起埋山山。埋山山，哭喊喊，亲朋都来吃饭饭。吃饭饭，有伞伞，全村一起躺板板，来年长满红伞伞……"

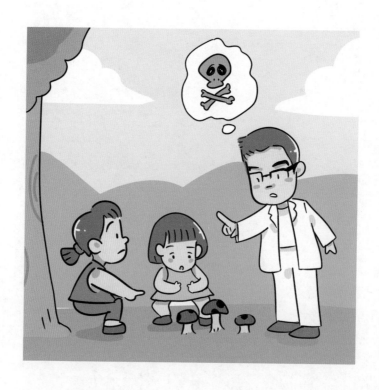

最近，这首改编的歌谣在网上广为流传。相信大家也猜出了歌谣里所说的东西是什么了。它就是人们谈之色变的毒蘑菇。

全球每年有 (5~10)/100 000 的人因毒蘑菇中毒而死亡，主要集中在欧洲及美国、日本、中国、伊朗等国家。目前已知有 400 余种毒蘑菇，其中毒性很强的有 10 余种，比如白帽菌、绿帽菌、毒鹅膏菌、焦脚菌、土生红褶菇、鹿花菌、马鞍蕈等。引发的中毒事件呈现季节性和地域性分布特点。6~9 月是毒蘑菇中毒的高发期，在我国，云南、贵州、四川、湖北、湖南、广西和广东等地为中毒的高发地域。

蘑菇又称蕈类，属于真菌植物，种类繁多，毒蘑菇是指食后可引起中毒的蕈类。人们缺乏识别有毒与无毒蘑菇的经验，误采、误食毒蘑菇易引起急性中毒，常有家庭聚集和群体性发病的特点。临床表现丰富多样，多数患者以恶心、呕吐、腹痛及腹泻等胃肠道症状为中毒的始发表现，随后可因摄入毒蘑菇的种类及量的不同，产生不同的器官损害情况，甚至导致死亡。

一种毒蘑菇可能含有多种毒素，一种毒素也可能存在于多种毒蘑菇中。根据患者临床表现，大致可分为以下四型。

- 胃肠型：以恶心、呕吐、腹痛、腹泻为主，严重者可伴有脱水，甚至休克。
- 神经精神型：表现为幻觉、惊厥、抽搐等。
- 溶血型：除胃肠道症状外，有溶血性贫血、黄疸等，严重者可导致急性肾衰竭。
- 中毒性肝炎型：以肝损害为突出临床表现，肝肿大、黄疸、转氨酶升高等，可并发肝性脑病。

4 种类型可交叉存在。

如发现或怀疑毒蘑菇中毒，我们应该如何处理呢？

实际上，目前科学界对毒蘑菇种类及其毒素认知尚不完全，缺乏快速区分有毒与可食用蘑菇的有效方法，对蘑菇毒素的认知及检测方法存在一定困难，而且许多毒蘑菇与可食用蘑菇的外观特征没有明显区别。因此，没有识别毒蘑菇经验者，千万不要随意采摘或食用野生蘑菇，更不可轻信不可靠的鉴别毒蘑菇的方法，不要因一时图"鲜"，就一下遇"险"。

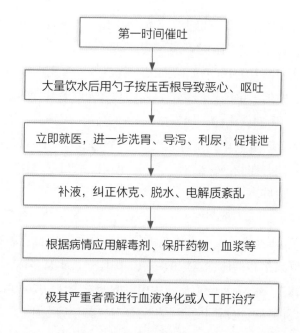

第一时间催吐

大量饮水后用勺子按压舌根导致恶心、呕吐

立即就医，进一步洗胃、导泻、利尿，促排泄

补液，纠正休克、脱水、电解质紊乱

根据病情应用解毒剂、保肝药物、血浆等

极其严重者需进行血液净化或人工肝治疗

TIPs

* 请至正规商场或菜场购买食用菌菇类。

* 一旦误食毒蘑菇，请尽早催吐，以减少毒物吸收。

（赵庆忠）

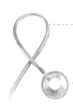

2 误喝假酒，如何鉴别很关键

关键词：甲醇　假酒　视力损害

📖 小故事

"医生，我平时酒量很好的，今天喝了在小作坊买的一两不到的白酒，不知道为啥就眼睛看东西模糊了，我大概是喝到假酒了吧……""嗯，有可能，叫家属赶紧去大超市买瓶白酒再喝一点……"随后，医生被投诉了……

一般的醉酒我们称之为酒精中毒（乙醇中毒），故事中提到的假酒中毒多指甲醇中毒，指因混合了工业酒精勾兑的酒水所引起的中毒。工业酒精中含有

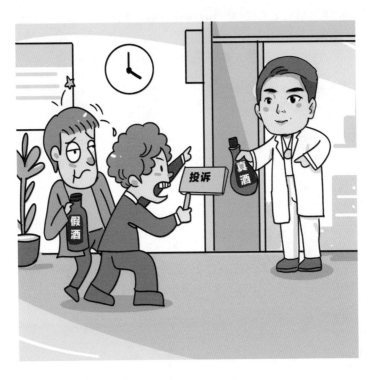

较大量的甲醇（又称"木醇"），它无色透明，气味和乙醇相似，故很难靠肉眼和嗅觉来鉴别。

甲醇中毒的症状与我们平时喝多了酒所表现出来的症状有些类似，都有恶心、呕吐、头晕、腹痛等临床表现。

❓ 如何来鉴别甲醇和乙醇中毒？

首先，正规商家的酒导致的甲醇中毒概率很小，而小作坊或不明来源的酒导致甲醇中毒的可能性就比较大。其次，如果一个人平时酒量还可以，但如果只喝少量就出现意识障碍、视物模糊等，就要高度怀疑甲醇中毒了。因为甲醇在体内代谢成甲酸后会影响人体的神经系统，对视神经和视网膜有特殊的选择作用，还会导致严重的酸中毒。再者，一般随着时间的流逝，乙醇中毒患者的症状会逐渐减轻，而甲醇中毒则随着病情的进展会逐步加重。当然，两种中毒的重症患者除外。

小故事中医生提到的"赶紧去超市买瓶白酒喝一点"，其实是利用了乙醇与甲醇在体内竞争某种酶阻止甲醇转化成更具有毒性的甲酸的原理解毒，但乙醇饮用不当亦容易造成乙醇中毒，故应在医嘱下施行此方法。

❓ 如果真的遇到甲醇中毒，我们应该怎么紧急处理呢？

- 清醒者：可在家自行催吐。使用勺子按压自己舌根，导致恶心、呕吐，排空胃内容物，随后及时就医。
- 意识不清或有其他不适症状者：应及时就医，进行洗胃、导泻，使用医用乙醇、叶酸、甲吡唑等解毒药物；病情严重者需进行血液透析等治疗。

TIPs

* 请至正规商家购买酒水饮料。

* 甲醇从外观和气味很难与乙醇鉴别。如饮酒后出现明显不适，无论甲醇中毒还是乙醇中毒，均建议至医院治疗。

（诸海军）

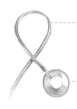

3 天气转冷，炭火取暖不建议

关键词：一氧化碳　高压氧

📖 小故事

　　一个寒冷的冬日夜晚，急诊室来了两位 20 岁出头的年轻人。两位年轻人是租房的室友。两人症状相同，都是头晕、乏力和胸闷，并有恶心想吐的感觉，两人都跟医生提到前一天吃了外面买的腌制香肠，随后出现症状，怀疑自己是吃坏了。医生经过详细询问得知，因为夜间天气寒冷，两位年轻人又为了

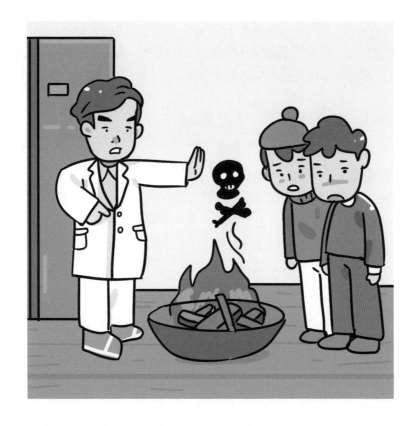

省下电费，在出租屋内使用炭火取暖，同时紧闭门窗。随着屋内越来越暖和，两人的症状也随之出现，并越来越明显。临床经验丰富的医生觉得问题并不是那么简单，好在通过碳氧血红蛋白的血化验指标，明确了两位年轻人是一氧化碳中毒，最终经过高压氧治疗后康复回家。如果医生只是当普通吃坏东西引起的胃肠炎处理，两人再次回到出租屋内炭火取暖的话，后果就不堪设想了。◀

一氧化碳是一种无色、无味、无刺激性的气体，人在吸入时不会有明显的感觉，所以其中毒过程比较隐匿。平时常说的"煤气中毒"就是一氧化碳中毒。吸入一氧化碳后，一氧化碳会进入血液，与人体中血红蛋白结合，使其失去携氧能力，导致机体组织缺氧，尤其是大脑缺氧。如治疗不及时，可导致严重机体损伤，甚至死亡！

❓ 我们怎么来判断一氧化碳中毒呢？

在某些特定环境下，如在密闭环境中烧烤、取暖，在密闭车库中汽车发动机长时间运行，以及在煤气管道老化的房屋内洗澡后出现全身无力、头晕、头痛、呕吐等表现，尤其是多人同时出现相关症状时，需高度警惕一氧化碳中毒可能。有些严重者可出现意识障碍甚至昏迷。

❓ 特殊时节，如何有效预防一氧化碳中毒？

- 尽量不使用炭火、煤炉等取暖方式。
- 在使用燃气做饭时，一定要打开厨房窗户，让空气流通。
- 不使用超期"服役"的热水器或淘汰热水器。
- 冬天洗澡时，浴室门窗不要紧闭，冲洗时间不要过长。
- 开车时或在相对密闭车库时，不要让发动机长时间运转或过久开放空调，需经常打开车窗。

一氧化碳中毒的急救方法

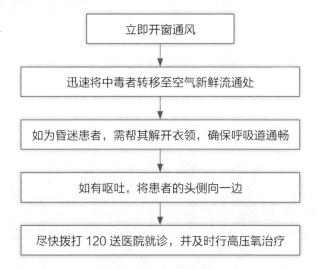

立即开窗通风

↓

迅速将中毒者转移至空气新鲜流通处

↓

如为昏迷患者，需帮其解开衣领，确保呼吸道通畅

↓

如有呕吐，将患者的头侧向一边

↓

尽快拨打 120 送医院就诊，并及时行高压氧治疗

TIPs

* 一氧化碳中毒的最佳治疗方案是氧疗。

* 如确诊，建议尽早行高压氧治疗。

* 部分患者症状轻微，认为症状已经缓解，对高压氧治疗并不重视，很容易导致后期记忆力衰退等迟发性脑病发生。

（孙　杰）

第二篇

意外伤害篇

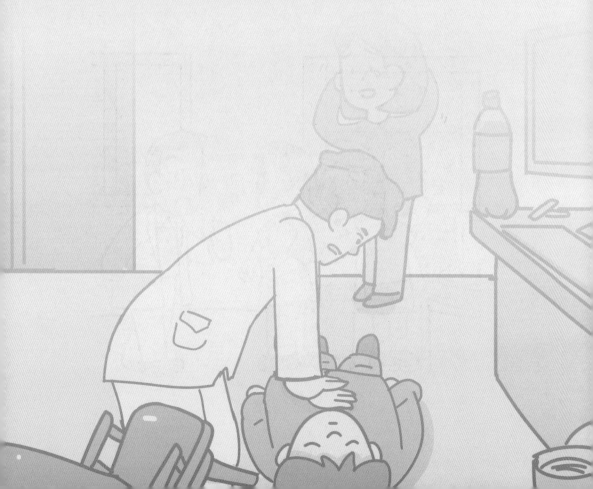

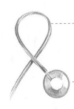

4 意外烫伤，牙膏蜂蜜别乱抹

关键词：烫伤   冷水冲洗

📖 小故事

　　小明今年25岁，玩着游戏正起劲，叫妈妈倒杯水喝。妈妈倒了杯开水，放在写字桌上，嘱咐道："小明啊，等放凉了再喝。""哦。"目不转睛盯着电脑屏幕的小明一句话都没听进去，拿起水杯，眼看着对手领先了，赶紧又放下水

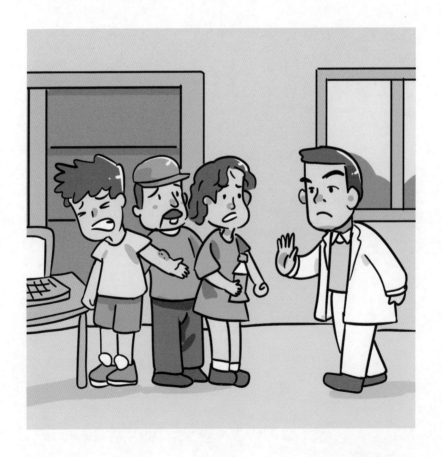

杯准备努力赶超……杯子可没长眼睛，水杯没放稳翻了，水全撒在腿上，烫伤了！妈妈一看，急了，一边心疼小明，一边提醒爸爸说："还愣着干嘛，你儿子都烫成红孩儿了，赶紧去把牙膏拿来给小宝涂伤口啊！"奶奶不同意："牙膏加蜂蜜双管齐下更管用，快去把我们珍藏的蜂蜜给拿出来！"爷爷也急了"牙膏和蜂蜜都有了，酱油也能保护皮肤，我去厨房拿！"

❓ 生活中不小心烫伤怎么办？涂牙膏，涂蜂蜜，涂酱油，涂……吗？

相信不少人都有烫伤的经历，而这些看家"祖传秘方"也在民间代代相传。然而，这些看似简单神奇的招式真的是治疗烫伤的良方吗？

我们先正儿八经地来了解一下烫伤的定义：烫伤一般是指接触开水、热油、蒸汽等高温物质所导致的皮肤及皮下组织的急性损伤。烫伤有轻有重，轻者可能只是轻微皮肤发红，不做任何处理亦会自行恢复；严重者除了皮肤广泛红肿、水疱、脱皮等表面症状外，还会出现感染和休克的表现。作为身体屏障之一的皮肤遭到破坏，细菌容易滋生导致感染；严重烫伤后体液的大量丢失容易引起休克，感染后休克也会进一步加重。

根据烫伤程度，可分为三度
- Ⅰ度烫伤：烫伤只伤及表皮层，局部轻度红肿，无水疱。
- Ⅱ度烫伤：烫伤伤及真皮层，局部红肿疼痛，有大小不一的水疱。
- Ⅲ度烫伤：最严重，伤及皮下组织、脂肪、肌肉甚至骨头。大部分创面后期需要植皮治疗。

❓ 万一不小心烫伤了，我们到底该怎么办？

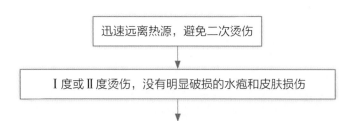

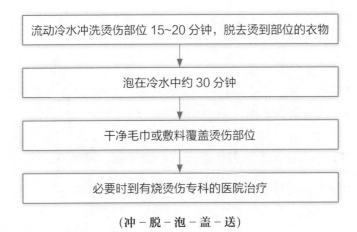

流动冷水冲洗烫伤部位 15~20 分钟，脱去烫到部位的衣物

↓

泡在冷水中约 30 分钟

↓

干净毛巾或敷料覆盖烫伤部位

↓

必要时到有烧烫伤专科的医院治疗

（冲 - 脱 - 泡 - 盖 - 送）

? 牙膏、蜂蜜、酱油之类为什么就不能涂呢？

- 首先，上文已经提到，很轻微的烫伤可以自愈。

- 其次，对于严重一点的烫伤，涂这些东西，不仅没什么治疗作用，还可能会增加医生观察伤口的难度。并且，这些都不是无菌的，涂在伤口表面也大大增加了细菌感染的概率。

不建议自行戳破水疱，易引发感染。除非有医学背景，且有条件进行无菌操作。

? 烫伤膏能涂吗？

我们建议：Ⅰ度烫伤可以涂抹正规烫伤膏；Ⅱ度以上烫伤别乱涂，请就医并遵医嘱治疗。

TIPs

＊对于严重Ⅱ度或Ⅲ度烫伤，不建议冷水冲洗及泡水，易导致皮肤溃烂从而加重感染。

＊需拨打 120 迅速送往有烧烫伤专科的医院治疗。

（诸海军）

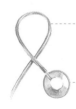

5 游泳溺水，自救他救来支招

关键词：溺水　心肺复苏

📖 小故事

　　在炎热的夏日，下河游泳是农村孩子清凉避暑的最佳选择之一。和往常一样，6岁的小伊伊跟随哥哥姐姐们一起下河游泳。这群娃娃从小在河边长大，家长们对于孩子们每年暑假必备的这项娱乐项目也已经习以为常，各忙各

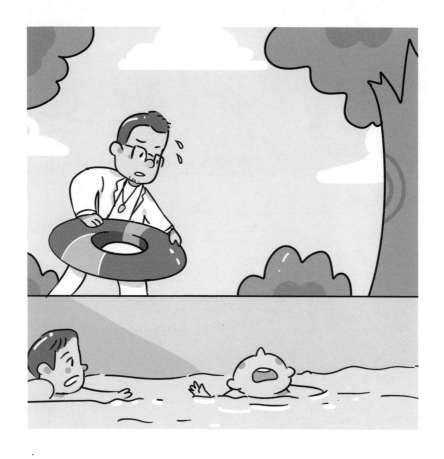

的，丝毫没有警觉，殊不知危险正步步逼近这些幼小的孩子们。因为下河前没有做好热身运动，小伊伊的脚突然抽筋了。没有经验的她，拼命地挣扎，在河面上翻腾。不远处嬉笑玩闹的孩子们看到这情形慌了神，哥哥赶紧游向伊伊，但是慌乱中的伊伊胡乱挣扎完全阻碍了哥哥的救援。很快，水便淹过了她的头顶……

我们应该从上述事件中吸取怎样的教训呢？

溺水是指人淹没在水中，气管和肺泡中充满水导致原发性呼吸损害的过程。溺水时间与死亡率成正比。溺水危害非常大，尤其是"旱鸭子"，不慎落入河中往往会导致生命危险。所以，我们要在有救生资质的场所游泳，做好准备活动，这样发生风险的概率是最低的。

万一发生意外，我们应该怎么办呢？

• 自救。

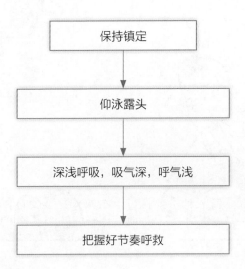

- 他救。

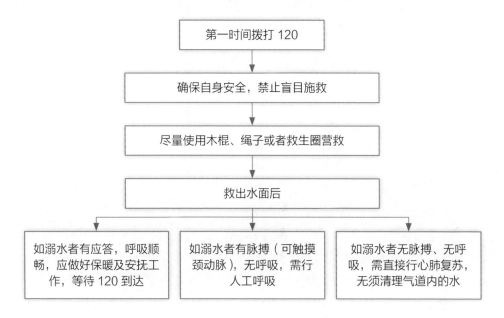

家长要专心看护，不能疏忽；不到陌生、无安全设施、无救援人员的水域游泳；不熟悉水性的游泳者一定要穿好救生衣或戴好游泳圈；下水前做好充分准备工作；不盲目下水施救；应学习心肺复苏等急救技能。

TIPs

* 一定要注意，如果溺水者被救上岸后已经没有呼吸和心跳，需立即做心肺复苏，而不是所谓的去"控水"。

* 不要盲目下水救人！不要盲目下水救人！不要盲目下水救人！首先要保证自己会游泳，并观察溺水区域是否有危险，在保证安全的情况下才可下水施救。

（张家鑫）

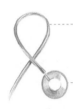

6 不慎触电，绝缘物体先挑线

关键词：触电　绝缘体　心肌损伤

小故事

　　小林是个勤快的小伙子，邻里有什么需要帮忙的，他绝不含糊。这天，邻居老王家电灯坏了，就找到小林请他帮忙换一下灯泡，小林爽快地答应了。在更换灯泡时，突然，小林表情呆滞，肢体僵硬。老王一时慌了神，就要伸手去拉小林，说时迟那时快，身旁的王嫂急忙阻挡住老王将要触碰到小林的手，并

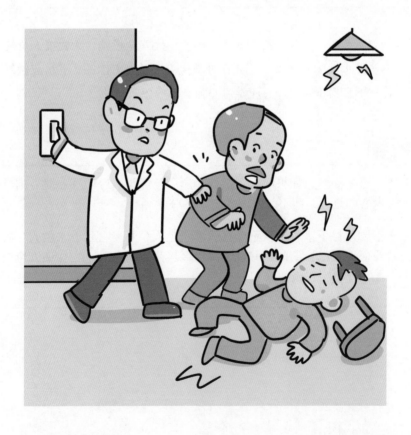

转身关闭了电灯的电源开关。这时只见小林瘫软在地，面色苍白，喘着粗气，好一会儿才缓过神来……

看到这，小伙伴们应该知道小林发生了什么了吧。确实，小林触电了。王嫂的正确处置避免了不幸的发生。下面我们就来聊一聊触电吧。

触电在生活中经常发生，轻微的情况是仅仅感觉手脚发麻，严重的可导致死亡。在当今网络发达时代，经常可以在抖音、微信等新媒体上看到各种各样的触电惨状，真的是防不胜防。因为触电的危害可大可小，如何预防触电是首要任务。在生活中，我们一定要了解一些用电常识，定期找专业人士对所用电器及其线路进行检修。避免用潮湿的手或布触碰电器外壳、电线、插头等。在打雷的时候尽量避免外出；切勿站在高处、在田野上走动或在树下避雨。

❓ **如果不小心发现有人触电，我们应该如何去救他？**

一般分为两步：第一步是使触电者迅速脱离电源；第二步是救护。我们来看看具体怎么操作。

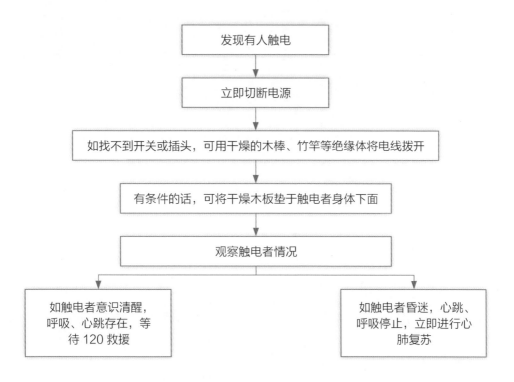

　　注意，发生触电后，如触电者有身体接触部位灼伤、烧伤，应至医院进行消毒、清创等，避免伤口感染。如无明显伤口，也应至医院进行心电图检查及心肌酶化验，明确有无心脏损伤。触电对心脏打击特别大，很多触电者都会发生各种各样的心律失常，有一定的风险存在，切勿麻痹大意。另外，在救治触电者时，一定要保证施救者的自身安全，施救时动作一定要快，尽量缩短触电者的带电时间，切不可直接用手或金属和潮湿的物体直接接触触电者身体及与触电者接触的电线。毕竟，在生活中，因为盲目施救触电者导致救治人员自己触电致死、致伤的惨剧太多了。

TIPs

＊一定要多了解生活中哪些东西是绝缘体，哪些东西是导电体。

＊不慎触电后一定要到医院完善心电图、心肌酶谱等检查，确保心脏没有明显损伤。

（蔡　波）

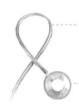

7 冻伤失温，保暖方式要正确

关键词：冻伤　复温

📖 小故事

2021 年上半年，在甘肃举办了一场百公里越野赛，172 人参加比赛，在比赛的过程中突如其来的暴雨、大风、冰雹接连发生，气温急剧下降，直接夺走了 21 个人的生命。如此重大的灾难，如此严重的后果，让所有人都震惊了。

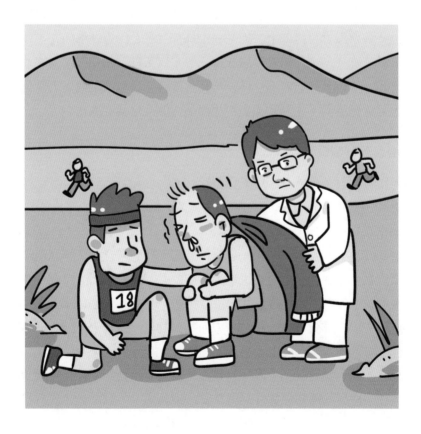

当极端天气突然来临时，参赛人员都只想着赶快找一个地方躲起来等待救援。然而，即使选手们找到可以挡风的地方，但是极低的气温、恶劣的天气使得他们准备的应急物品只能起到微小的作用，他们无助而绝望地等待着救援。在救援人员到达时，严重的失温几乎让他们失去意识，浑身上下没有一点知觉，整个人都游离在生死之间。

这些选手发生意外的主要原因是失温症。有人或许有这样的疑问：失温和冻死是不是一个概念？其实，失温和冻伤、冻死是有区别的。

❓ 失温症和冻伤、冻死有什么区别呢？

失温一般指人体热量流失大于热量补给，从而造成人体核心区温度降低。一般来说，失温并不一定在很低的温度发生，10~15℃情况下也是有可能发生的。只要人体热量流失过快，就可能发生失温，并产生一系列寒颤、心肺功能衰竭等症状，最终可能造成死亡。

而老百姓常说的冻死，其实指的是温度太低，天寒地冻，甚至0℃以下的时候，连人体血液都可能冻上。冻是一个外部气温，因为外部冻，导致人体失去温度致死。冻死一定伴随着失温，冻死的主要条件就是在天寒地冻、温度特别低的环境中。冻死和失温不一样，冻死可能会导致血液凝固，人体失去温度而死。虽然人体本身不一定被冻成一块固体，但一定会有冻伤。

❓ 失温会有哪些症状呢？

- 轻度失温（体温在37~35℃）：身体会感到寒冷，浑身不停颤抖，但是颤抖还处于可控范围，手脚会感到僵硬和麻木，无法完成细致的手部工作。

- 中度失温（体温在35~33℃）：身体感到强烈的寒意，浑身剧烈颤抖并且无法有效克制，感觉疲乏想睡觉，反应力下降，手无法完成一些最为基本的动作和工作，走路有可能磕磕绊绊，说话也开始变得吐词不清。

- 重度失温（体温在33~30℃）：人的意识已经变得模糊，反而对冷的感觉变得迟钝，或者说根本感觉不到冷，可丧失活动能力，站立和行走困难，逐渐不能说话，身体从剧烈颤抖发展为间歇性颤抖，间歇时间越来越长，最后不再发生颤抖。

- 死亡阶段（体温在 30℃ 以下）：全身肌肉僵硬卷曲，脉搏和呼吸微弱，难以被察觉，丧失意志以致昏迷，这时外界稍微一点冲击都有可能导致心脏微颤而停止跳动，而这个阶段的最后结局就是死亡。

户外失温如何救护？

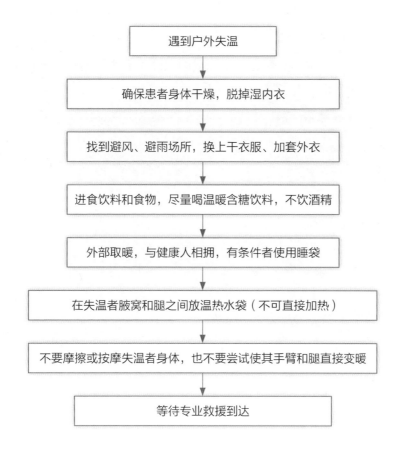

```
遇到户外失温
        ↓
确保患者身体干燥，脱掉湿内衣
        ↓
找到避风、避雨场所，换上干衣服、加套外衣
        ↓
进食饮料和食物，尽量喝温暖含糖饮料，不饮酒精
        ↓
外部取暖，与健康人相拥，有条件者使用睡袋
        ↓
在失温者腋窝和腿之间放温热水袋（不可直接加热）
        ↓
不要摩擦或按摩失温者身体，也不要尝试使其手臂和腿直接变暖
        ↓
等待专业救援到达
```

户外失温预防的要点

（1）进行强度较大的户外运动时不可以穿全棉内衣。应穿化纤的内衣，其有专门设计的面料帮助运动者把汗单方向排到内衣的外层（全棉内衣平时是好的选择，然而长时间户外活动时却是最糟糕的选择）。

（2）在寒冷的天气下进行户外运动一定要戴帽子，因为在空气中，大量的热量会通过头部丢失。

（3）要知道自己的极限，尽力而为，避免透支。如果迷路，避免惊慌和做其他消耗能量的活动。

（4）学习判断低体温症的早期症状。

TIPs

＊切忌给低温症患者饮酒。

＊采用滚烫的辅助热源也是不可取的。过于滚烫的热源，会导致患者被烫伤。

（宋卫东）

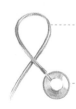

8 动物咬伤，狂犬疫苗不可缺

关键词：狗咬伤　狂犬病

📖 小故事

　　一天，小明家迎来了一个新成员——一只可爱的小花狗旺财。旺财是只泰迪犬，精力旺盛，一点儿都不怕生。小明高兴极了，对着旺财又是亲又是抱，旺财一激动在小明的手上咬了一口，留下了浅浅的牙印，还摇了摇尾巴。小明一下子又疼又生气，狠狠地打了旺财一下……

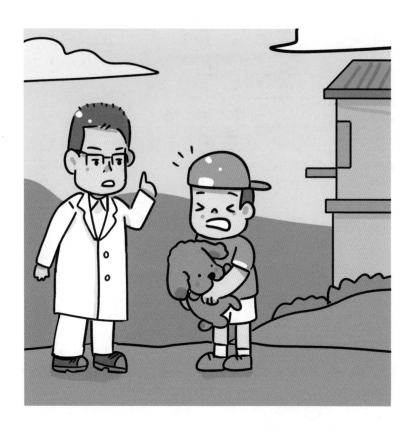

现今生活中，小狗、小猫已经成为我们生活中不可或缺的一份子，泰迪、拉布拉多、哈士奇、加菲猫、暹罗猫、狸花猫、大橘等，不养只猫狗作为自己的萌宠，仿佛已经跟不上这个社会的时尚似的。然而，有些猫狗脾气温和，怎么撸它都不生气；可有些脾气就比较暴躁了。主人手上、脚上被抓伤的情景屡见不鲜，甚至在路上散步被野猫、野狗抓伤的事情也经常发生。

? 一旦被动物咬伤或抓伤，我们该如何处理呢？

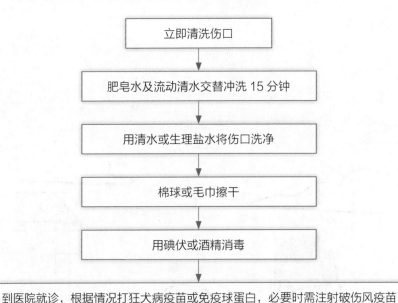

立即清洗伤口

肥皂水及流动清水交替冲洗 15 分钟

用清水或生理盐水将伤口洗净

棉球或毛巾擦干

用碘伏或酒精消毒

到医院就诊，根据情况打狂犬病疫苗或免疫球蛋白，必要时需注射破伤风疫苗

? 为什么要接种狂犬病疫苗？

狂犬病是一种严重的传染病，一旦发作，病死率接近 100%。无论是被咬伤还是抓伤，都有可能感染狂犬病病毒，而在发病前接种狂犬病疫苗就能有效预防狂犬病，所以受伤后需要及时接种狂犬病疫苗。

? 被哪些动物咬伤后需要接种狂犬病疫苗？

狂犬病易感动物主要包括犬科、猫科及蝙蝠。而禽类、鱼类、昆虫、蜥蜴、龟和蛇等动物都不感染和传播狂犬病病毒。

❓ 什么情况下需要接种狂犬病疫苗或免疫球蛋白呢？

狂犬病暴露后免疫预防处置

暴露类型	接触方式	暴露程度	暴露后免疫预防处置
Ⅰ	符合以下情况之一者： (1) 接触或喂养动物 (2) 完整皮肤被舔舐 (3) 完好的皮肤接触狂犬病动物或人狂犬病病例的分泌物或排泄物	无	确认接触方式可靠，则不需处置
Ⅱ	符合以下情况之一者： (1) 裸露的皮肤被轻咬 (2) 无出血的轻微抓伤或擦伤	轻度	(1) 处理伤口 (2) 接种狂犬病疫苗
Ⅲ	符合以下情况之一者： (1) 单处或多处贯穿皮肤的咬伤或抓伤 (2) 破损的皮肤被舔舐 (3) 开放性伤口或黏膜被唾液污染（如被舔舐） (4) 暴露于蝙蝠	严重	(1) 处理伤口 (2) 注射狂犬病被动免疫制剂（抗狂犬病血清／狂犬病人免疫球蛋白） (3) 注射狂犬病疫苗

❓ 接种了狂犬病疫苗之后又被咬伤，还需要再打狂犬病疫苗吗？

如果当时接种狂犬病疫苗时打足了整个疗程，那体内抗体水平可维持至少半年。所以，可以参考以下处理方法。

- 在半年内再被咬伤，一般不需要再次接种。
- 半年到 1 年内被咬伤，应当于第 0 和第 3 天各接种 1 剂疫苗。
- 在 1~3 年内再次被咬伤，则应在第 0、3、7 天各接种 1 剂疫苗。
- 超过 3 年的，就别省了，再全程接种一次疫苗吧。

虽然狂犬病疫苗接种可以大大减少狂犬病发作概率，但也不是百分百确保。因此，平时和宠物玩乐还是要注意分寸，避免被可爱的它们弄伤自己哦！

TIPs

＊猫猫狗狗虽然非常可爱，但它们毕竟不是人类，"撸"它们的时候还是要注意安全，尤其是对非自家的陌生小动物。

＊狂犬病疫苗要打好几次，打了第一针，别忘了后面几针哦！

（邱　伟）

9 蜜蜂蜇伤，又红又痒怎么办

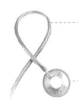

关键词：过敏　喉头水肿　休克

小故事

　　欢欢今年 8 岁了，双休日最期盼的事就是做好作业可以到乡下的外婆家痛痛快快地和大自然亲密接触。周日，欢欢来到外婆家后，就一个人跑到种满橘子树和柿子树的院子里去"疯"了。没过多久，却传来了哭声。原来，欢欢看到一只蜜蜂停在树枝上，就拿了根小树枝去"招惹"它，结果手臂被蜇

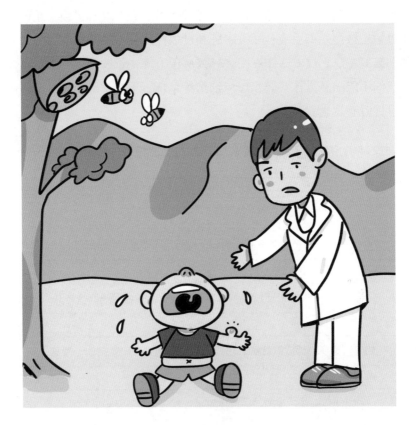

了。看到欢欢的手臂仅仅有一点点红肿，家里人想着也不是什么大事，就给她外涂了一点花露水，却没想到第二天早上起床发现手臂被叮咬的位置肿起了一个大包，欢欢表示很疼，委屈地哭了起来，一家人才急忙带他到医院皮肤科就诊……

　　这个年纪的小朋友喜欢玩耍是天性，我们不应该阻止，相反我们应该鼓励他们多接近大自然，让他们能健康快乐地成长。然而，在这个过程中，免不了有一些磕磕碰碰，当然也包括被蜂蜇伤之类的。我们都知道，蜂有很多类型，其中生活中最多见的是蜜蜂或胡蜂（又称"黄蜂"或"马蜂"），蜂尾巴有毒刺连于毒腺，当蜂蜇人的时候，毒刺刺入人的皮肤，随即毒液被注入人的皮肤内，从而引起过敏反应。我们老百姓都知道有一种皮肤病，叫荨麻疹。蜜蜂毒液里就含有引起这种皮肤病的物质，而马蜂的毒汁毒性更强，因此被马蜂叮咬以后往往会引起更严重的全身反应，有时候看着就像全身长满了蚊子包一样。如果叮咬到了头面部，还会造成眼肿、鼻肿、嘴唇肿的窘态。最可怕的，甚至会发生过敏中最严重的反应：喉头水肿和过敏性休克！喉头水肿会导致呼吸不畅，随即缺氧窒息；过敏性休克则会导致血压下降，晕厥昏迷。所以，碰到蜂蜇伤，我们不能随意涂抹花露水、风油精等草草了事。被马蜂等叮咬过敏导致死亡的事件时有发生。

❓ 碰到这种情况时，我们该怎么样正确处理呢？

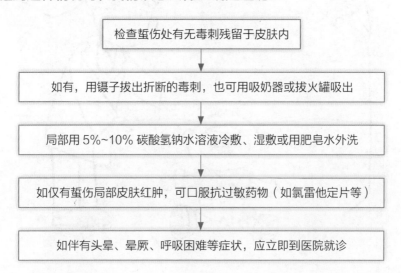

TIPs

* 被昆虫叮咬后，部分患者可能出现凝血功能或肝肾功能异常。如医生建议完善相关检查，千万别拒绝哦！

* 过敏严重者有生命危险，特别是出现呼吸困难时，请迅速至医院就诊。

家庭应急小药箱

抗过敏药物：建议可配备氯雷他定片，成人及 12 岁以上儿童，每天口服 1 次，每次 1 片（10 mg），对本药物过敏者禁用。

（蔡海斌）

10 夏日炎炎，做好防暑更安全

关键词：中暑　降温　热射病

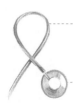 小故事

一个夏日的周末，小铭在露天篮球场和小伙伴们打篮球。不知不觉到了中午，烈日炎炎，空气潮湿，小铭突然感到一阵阵眩晕、心慌伴恶心，随即瘫软倒地。同伴们吓了一跳，赶忙围了过来，有的递毛巾，有的递矿泉水，有的喂糖块，有的掐人中，小铭没觉得缓解，还越发气促，同伴们立马拨打了120。

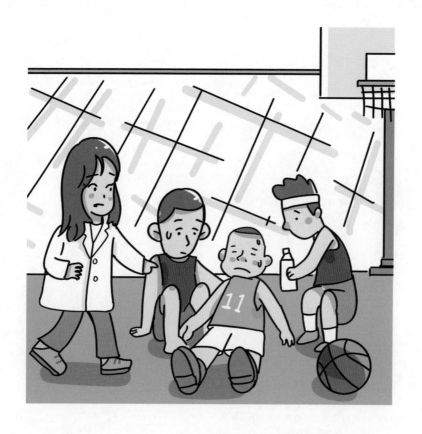

120 随车医生检测了小铭的生命体征，体温竟高达 40℃！经大量补液和物理降温后，小铭才稍有好转……

看到这里，大家一定好奇，小铭怎么了？为什么好好在打篮球，突然就没力气了？平时身体好好的，怎么突然就高热了呢？我们来一一解答。

小铭打球的时间在夏日正午，正是全年和每日平均温度最高的时间段，且当天空气潮湿，场地又是露天篮球场，没有遮蔽和空调，运动内容又是打篮球（高强度），在环境温度和运动产热的共同作用下，小铭的机体为了散热会大量排汗，身体的水分大量流失，血管里的水分也会流失。因此，机体血容量不足，血压难以维持，全身供血不足，器官的供血也将不足，继而出现头晕、心慌、气促等不适症状，这些症状即俗称的"中暑"。

怎么来判断中暑呢？

包括三种类型：

- 热痉挛：出现腹部或小腿肌肉痉挛，休息后缓解。
- 热衰竭：比热痉挛严重。出现疲乏、无力、眩晕、恶心、呕吐、头痛、多汗、心动过速、呼吸增快、体温升高、低血压、虚脱或热晕厥和肌痉挛等。
- 热射病：最严重，可致命！表现为高热、抽搐、昏迷、多汗或无汗、心率快（160~180 次 / 分）、血压低、呼吸急促等，体温常超过 40℃。

我们如何预防中暑？

- 首先，暑热季节要加强防暑的宣教及科普。
- 其次，在炎热季节，应改善劳动及工作环境，避免在烈日下工作和外出，尽量在最凉快的早上或晚上开展户外活动；合理安排作息时间，充分供应含钠、钾、镁、钙盐的防暑降温饮料（盐汽水、运动饮料等），不要饮用含酒精、含大量糖分或过凉的冰冻饮料；可适当备用防暑降温药品（清凉油、风油精、人丹或藿香正气水等）。
- 再次，老弱病残者和孕妇、产褥期妇女等应改善居住环境，避免将老幼病残独自留于密闭空间（车内、无空调密闭房间等）。

❓ 中暑或疑似中暑怎么办？

- 清醒者。

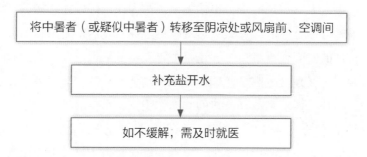

```
将中暑者（或疑似中暑者）转移至阴凉处或风扇前、空调间
              ↓
         补充盐开水
              ↓
      如不缓解，需及时就医
```

- 昏迷者。

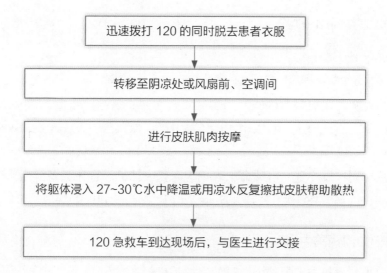

```
迅速拨打 120 的同时脱去患者衣服
              ↓
   转移至阴凉处或风扇前、空调间
              ↓
        进行皮肤肌肉按摩
              ↓
将躯体浸入 27~30℃水中降温或用凉水反复擦拭皮肤帮助散热
              ↓
   120 急救车到达现场后，与医生进行交接
```

TIPs

* 天气炎热时不要想着省电而不开风扇或者空调。节约用电是美德，但不是节约在这里。尤其是老人和小孩，万一中暑，得不偿失。

* 夏天出门请做好防暑工作，千万不能嫌麻烦。

家庭应急小药箱

　　防暑品及药物：建议夏天配备盐汽水、冰冰贴、一次性使用冰袋、藿香正气水。冰冰贴及一次性使用冰袋可用于物理降温；大量出汗后饮用盐汽水可补充水分及电解质；藿香正气水为祛暑剂，每次口服半支至1支，每天2次。注意，需避免藿香正气水与头孢类药物同时使用。

（卢昕媛）

11 异物窒息，海姆立克来救你

关键词：异物卡喉　海姆立克急救

 小故事

　　小王是个调皮的学生，平时吃东西的时候就喜欢说说笑笑、蹦蹦跳跳。这次期末考试结束，和同学们约好一起去店里吃烤鸡。他特别爱吃鸡块，吃着吃着又跟同学嘻嘻哈哈打闹起来。突然，小王满脸通红，双手捂着脖子，呼吸极其费力。同学们手忙脚乱，有拍背的，有掐人中的，小王却愈发难受，说不出话。这时候，营业员小李跑了过来，双手环抱小王，迅速给予急救。"噗"的一声，一小块鸡肉被吐了出来，小王终于喘了口气……

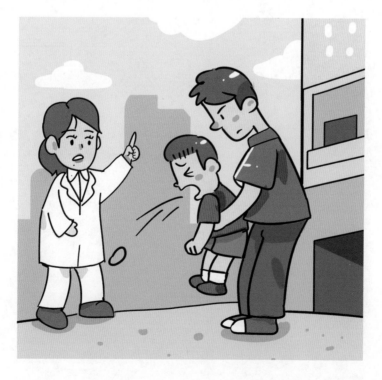

　　看到这里，大家一定很好奇，小王当时是怎么了？而小李又是用什么神秘招数救了小王？我们来一一解答。

　　小王当时在吃鸡块时因为嬉闹讲话，吞咽的时候不小心将鸡块呛入气道导致了窒息，从而引起呼吸困难。因此，他当时满脸涨得通红，而因为呼吸费力的缘故，他不自主地将双手放在自己喉部，且无法发声表达。如果时间过长，会导致全身器官缺氧，严重的可引起死亡！而小李则使用了一种称为"海姆立克急救术"的方法让小王转危为安。

　　海姆立克急救术也称为海氏手技，是美国医生海姆立克先生发明的。1974年，他首先应用该法成功抢救了一名因食物堵塞了呼吸道而发生窒息的患者，从此该法在全世界被广泛应用，拯救了无数患者。因此，该法被人们称为"生命的拥抱"。

具体施救流程

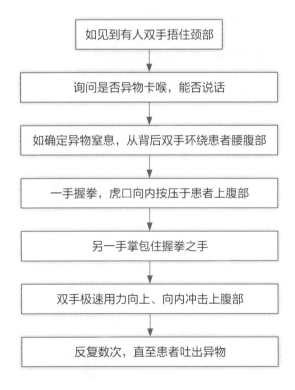

如见到有人双手捂住颈部

询问是否异物卡喉，能否说话

如确定异物窒息，从背后双手环绕患者腰腹部

一手握拳，虎口向内按压于患者上腹部

另一手掌包住握拳之手

双手极速用力向上、向内冲击上腹部

反复数次，直至患者吐出异物

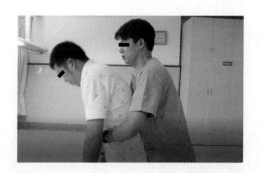

记忆诀窍：剪刀－石头－布

　　剪刀：肚脐上 2 指

　　石头：左手握拳，"虎口"朝内

　　　布：右手包住左手

向后上方连续快速冲击 5 次

备注：以上方式限于成人，如为孕妇异物窒息，需冲击胸部。

如为婴幼儿，则施救流程如下：

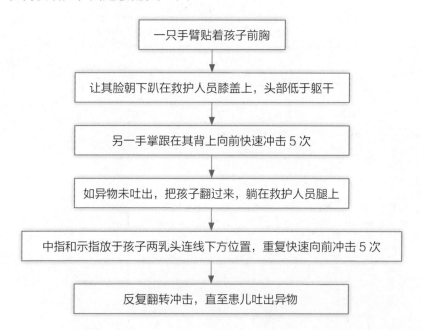

一只手臂贴着孩子前胸

让其脸朝下趴在救护人员膝盖上，头部低于躯干

另一手掌跟在其背上向前快速冲击 5 次

如异物未吐出，把孩子翻过来，躺在救护人员腿上

中指和示指放于孩子两乳头连线下方位置，重复快速向前冲击 5 次

反复翻转冲击，直至患儿吐出异物

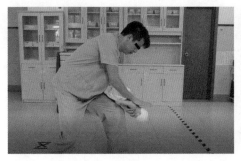 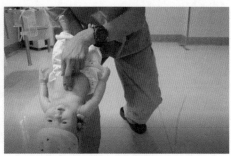

* 剪刀、石头、布，好记又好学。多看多练习，实战才有底。

* 海姆立克急救术的成功率并非 100%，在急救的同时别忘了拨打 120。

（赵丹丹）

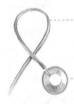

12　心肺骤停，心肺复苏来挽救

关键词：心脏按压　人工呼吸　自动体外除颤仪（AED）

📖 小故事

　　王先生是个游戏爱好者，每晚都打游戏打到深夜。有时候打得兴起，一夜无眠，直至天亮。渴了喝可乐，困了来一支烟，饿了吃碗泡面。久而久之，体重也涨上来了，就这样日复一日。突然有一天半夜，在打游戏的时候，家人只听到他大喊一声胸痛之后，便昏迷倒地。妻子被惊醒，回想起刚刚在社区学习过的急救术，迅速给予急救，同时呼叫了120救护车。好在，急救人员到达现场时，王先生已经恢复了呼吸、心跳，也逐步恢复了意识……

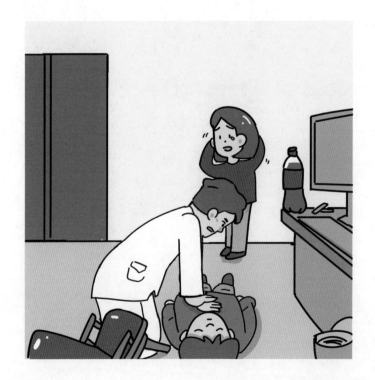

看到这里，大家一定很好奇，王先生怎么会突然倒地昏迷的？而他妻子又是用什么急救招数救了王先生？我们来一一解答。

王先生长期熬夜、抽烟、不健康饮食，导致他出现了冠状动脉粥样硬化，因为突发心肌梗死，出现了心脏骤停，进而导致呼吸停止，意识不清，昏迷倒地。如果周围没有人对其进行及时准确的现场急救，一旦超过最佳救治时间，也就是我们常说的"黄金 4 分钟"，脑细胞就会出现不可逆的损害，进而会引起全身器官严重缺血、缺氧，最终生命终止。

而王先生妻子正好在社区活动时学习了"心肺复苏术"，简称 CPR，让王先生在最短的时间内恢复了心跳、呼吸，恢复了意识，才赢得了去医院进一步治疗心脏疾病的时间。

心肺复苏（CPR），是指用人工的办法尽快帮助心跳呼吸骤停的患者建立呼吸与循环，从而保证心、肺等重要脏器的血氧供应，为进一步挽救患者的生命打下基础。

具体施救流程

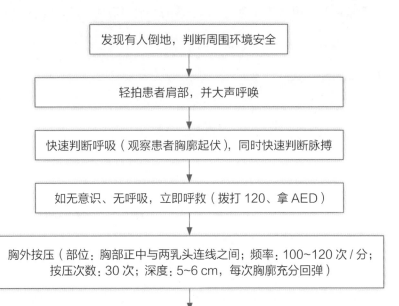

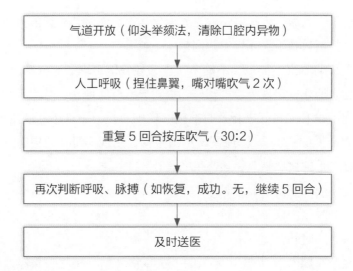

气道开放（仰头举颏法，清除口腔内异物）

↓

人工呼吸（捏住鼻翼，嘴对嘴吹气 2 次）

↓

重复 5 回合按压吹气（30:2）

↓

再次判断呼吸、脉搏（如恢复，成功。无，继续 5 回合）

↓

及时送医

TIPs

＊心肺复苏术中，判断颈动脉搏动比较专业，非医务人员可能会误判。所以，当非医务人员发现患者没有意识、没有呼吸的时候，如无法判断是否存在颈动脉搏动，可以直接行心肺复苏术，而不是犹豫不决。

＊不会做人工呼吸时，请持续做心脏按压。

（孙　杰）

第三篇

内科疾病篇

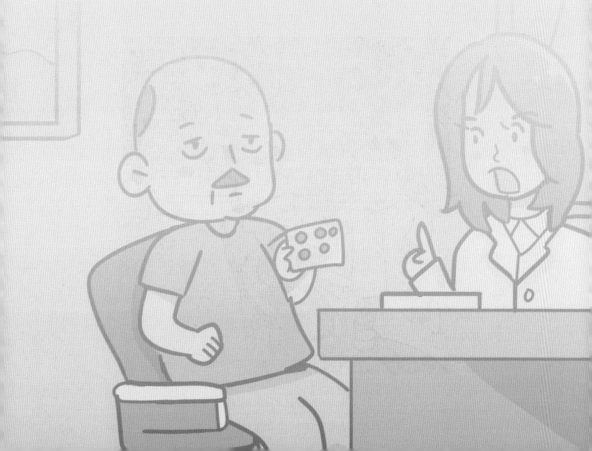

13 突发胸痛，四大急症要排除

关键词：胸痛　心肌梗死

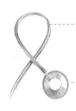 小故事

　　盛夏的一个夜晚，48 岁的长途货运司机吴师傅辛苦地跑了一整天的长途后到达了目的地。在卸好满车的货物后终于放松下来，饱餐一顿后，吴师傅突然觉得胸痛不适且不断加重。因为疼痛难忍，吴师傅随即拨打了 120 急救电话，吴师傅被 120 送达抢救室时心率只有 36 次 / 分，血压只有 54/35 mmHg。急查心电图示：急性下壁心肌梗死！经过医院胸痛中心的紧急冠脉造影手术抢救，吴师傅终于转危为安。

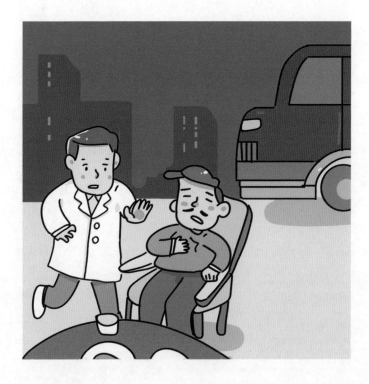

　　急性胸痛是临床上最常见的急症之一，是以胸痛为主要表现的一组疾病群。不同病因导致的胸痛既可相似，又有不同特征。表现可以是不同部位、不同性质和不同程度的疼痛，其伴随症状亦各不相同。急性胸痛具有病情变化迅速、危险性差异悬殊、预后与疼痛程度不完全相关、救治时间依赖性强等特点。现实中部分患者对胸痛认知度和应变能力差，常导致的就诊"延误"已成为我国胸痛救治中存在的亟待改变的重大问题。我们在此就来和大家谈谈发生急性胸痛时怎么样自我预判以及做出初步处理。

❓ 哪些急性胸痛有致命的危险，而哪些胸痛可以暂缓？

　　临床上根据胸痛的危险性可分为致死性胸痛和非致死性胸痛，其中可致命的急性胸痛有 4 种，分别是：急性心肌梗死、主动脉夹层、肺动脉栓塞和张力性气胸。以上这 4 种胸痛因为病情变化迅速、病死率高，故在临床上常被称为恐怖的四大"胸痛杀手"。

❓ 这四大"胸痛杀手"，都各有哪些临床症状和特点？

- 急性心肌梗死：由于心肌缺血坏死造成的疼痛，主要的胸痛区域在左胸部下方，伴有石头压在胸口的压榨感。急性心肌梗死的胸痛症状有时很不典型，而且十分隐匿，如果发生在年龄偏小的人身上，则疼痛相当明显；但年纪大者多以胸闷为主，未必会有明显疼痛感。有些患者甚至会有放射痛，疼痛会延伸至下巴、左肩等部位，也可能发生胃部不适、恶心、呕吐、腹泻等消化道症状。长期抽烟和有高血压、高血脂、高血糖的"三高"人群需要特别重视。

- 主动脉夹层：血液从主动脉内膜破口涌出至中膜，撕裂主动脉造成内外膜之间的夹层，多见于高血压人群，有前胸突发性剧烈的撕裂样疼痛，并且疼痛可能从胸背部向腹部蔓延，因血液无法流通到身体各处，还会合并头晕、四肢冰冷、脉搏变弱等症状。主动脉夹层是一种相当致命的疾病，被称为定时炸弹，因为随时有夹层破裂大出血的危险。发病 48 小时内每增加 1 小时，死亡率递增 1%。

- 肺动脉栓塞：俗称肺梗死，由于大量下肢静脉内栓子脱落进入肺动脉，导致肺动脉主干阻塞，血液无法流通，右侧心脏将会发生功能衰竭，患者可能因为急性休克而立即致命。肺动脉栓塞所引起的胸痛以肋膜为主，但胸痛并非主要的表现症状。由于血氧降低，突发的胸闷气喘或是休克往往是主要的临床症状。多见于肥胖、长期卧床、高凝状态（肿瘤、妊娠）、久坐不动的人群，可于活动时突然发生。

· 张力性气胸：是指较大的肺气泡破裂或较大、较深的肺裂伤或支气管破裂，裂口与胸膜腔相通，形成单向活瓣，气体进入胸腔压迫肺组织。多有外伤或者肺气肿病史，表现为极度呼吸困难、喘憋感、发绀、端坐呼吸、烦躁不安甚至窒息。

当遇到疑似以上的急性胸痛时，应该如何处理？

立即呼叫120！立即呼叫120！立即呼叫120！重要的事情说三遍！当发生以上4种急性胸痛时，必须立即呼叫120！由120急救人员将患者送至最近的医院，根据不同疾病给予针对性的急救处理。

在呼叫了120之后，这一段等待的时间内我们可以做哪些事情？

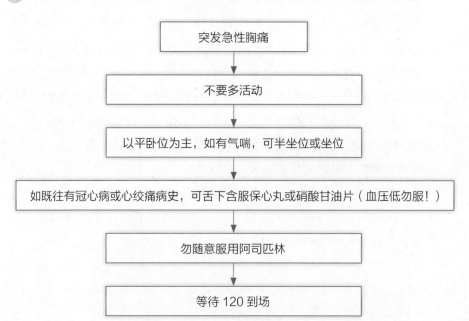

TIPs

* 严重胸痛时往往提示疾病比较凶险，建议及时前往就近医院治疗。

* 胸痛原因很多，千万不要自认为自己是心脏病发作，听医生建议，尽量完善全面检查，以免漏诊导致不良后果。

 家庭应急小药箱

冠心病引起胸痛应急药物：建议配备硝酸甘油片或麝香保心丸。如有冠心病病史，出现心前区压榨样疼痛，可舌下含服硝酸甘油片 1 粒或麝香保心丸 1~2 粒。硝酸甘油片可引起血压下降，故血压偏低时忌用。孕妇、哺乳期女性及对两种药物过敏者禁用。

（陈　嵩）

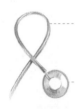

14 糖尿病患，呕吐昏迷应谨慎

关键词： *糖尿病　并发症*

📖 小故事

　　小张是个爱玩电脑游戏的微胖界年轻人，平时没事总是坐在电脑前，边打游戏，边吃零食，喝喝可乐，生活惬意。有段时间，他总觉得很渴，为此他买了一整箱的大瓶可乐放家里，一渴了就开一大瓶可乐畅饮一通，好不痛快。突然有一天他觉得很疲倦，最爱的游戏也玩不动了，喝了一大瓶可乐后也没能让

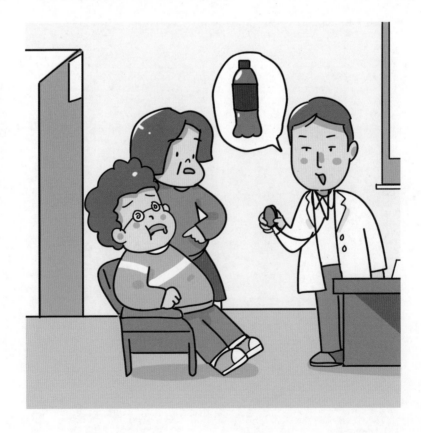

自己舒服和快乐起来，反而一直恶心想吐。到了晚上，张妈妈烧好晚饭叫小张吃饭，没想到还没吃一口，就又干呕了起来，面色也非常差。张妈妈猜想，是不是冰可乐喝多了，胃肠炎了，赶紧拦了辆出租车送小张去医院。

看到这里，一定有很多的问号在大家的头顶上盘旋着：小张这是怎么了？他是吃坏肚子了吗？为什么干呕了一整天？接下来，我们来分析、解谜。

从上面的故事情节中，我们可以得出几个核心信息：①小张平时的习惯是喜欢玩电脑游戏，久坐，不爱运动。②小张渴了喜欢喝可乐饮料类饮品，吃零食，还爱吃夜宵。③小张属于微胖界人士。这些生活习惯其实都是糖尿病的高发因素。小张至医院后监测毛糖是"Hi"（超过极限值 33.33 mmol/L），验小便尿酮体（+++），再追问家族病史：他妈妈及母系多名亲戚有糖尿病史。那么有高血糖症状，反复干呕，乏力疲倦，平时又经常口干，应属于糖尿病的一个并发症——糖尿病酮症酸中毒。后来又经过进一步抽血化验，最终确诊。

❓ 什么是糖尿病酮症酸中毒呢？

它是糖尿病最常见的急性并发症之一，是一种代谢严重紊乱综合征，会导致机体细胞明显脱水，使身体处于缺水状态。那小张年纪轻轻也会得糖尿病吗？是的，有两种可能。

- 一种是多见于青年人的糖尿病——1 型糖尿病，由于自身胰岛素绝对不足引起，需终身胰岛素治疗。
- 另外一种常见于成年人——2 型糖尿病，由多种因素造成，包括各种不良生活习惯，需口服药物或使用胰岛素治疗。

❓ 糖尿病酮症酸中毒有哪些常见症状呢？

一般在发病的几天时间里可能会有以下表现：①三多一少。多饮、多食、多尿，或伴有消瘦等症状加重。②乏力、倦怠。③皮肤干燥。④心跳加快、呼吸增快，呼吸气味有烂苹果味。

随着中毒的继续加重，可能出现恶心呕吐、腹痛、精神萎靡、反应迟钝、呼吸困难等；若未及时就医治疗，病情进一步加重，会出现危重表现：意识模糊（甚至昏迷）、皮肤干燥、眼窝深陷、脉搏无力、四肢冰冷、休克等。

❓ 哪些人群容易患糖尿病酮症酸中毒？

- 药物使用不当：如胰岛素、糖皮质激素及部分利尿剂。
- 饮食不当：如长期高糖、高脂饮食，喝高糖软饮料等。
- 应激状态：感染、甲亢、精神异常等可造成激素水平紊乱。
- 糖尿病患者均有发生糖尿病酮症酸中毒的风险。

除了糖尿病酮症酸中毒，糖尿病还有一个非常严重的急性并发症，叫糖尿病高渗性昏迷。顾名思义，就是以昏迷为主要症状的疾病，如不及时治疗，同样会有生命危险。

鉴于这两种并发症是非常危险的，特别是没有被明确诊断为糖尿病的人群，反复呕吐或昏迷容易被忽视从而延误救治，导致病情加重。所以需注意以下几点。

- 养成良好生活习惯，积极参与适合自己的健身运动。
- 避免高糖饮食，特别是避免以各种软饮料作为日常饮用水。
- 如家族有糖尿病患者，需警惕自身有患糖尿病的可能性。
- 定期体检，自我管控，对自己身体的健康程度有所了解。
- 如有以上类似不良习惯或类似不适症状，应及时就医诊治。

❓ 如果真是糖尿病酮症酸中毒，我们应该怎么样处理？

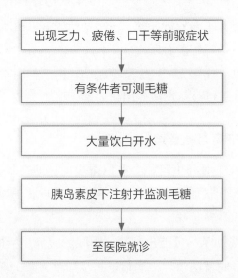

注意，如患者出现昏迷，不要吃任何东西，直接拨打 120 送医救治。

TIPs

* 如家中有糖尿病患者，建议常备血糖检测仪，并长期监测毛细血糖，根据血糖变化，请专科医生调整用药。

* 所谓的无糖饮料虽不含蔗糖，但也可能含有果糖等成分，多喝亦会导致血糖升高，一定不要被广告语带偏。

家庭应急小药箱

糖尿病患者家中建议配备血糖监测仪，可快速测毛细血糖。应备足平日口服降糖药物或胰岛素。注意，肾功能不全患者口服二甲双胍易导致乳酸酸中毒。

（秦　龙）

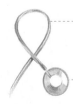

15 感冒发热，随意消炎不可取

关键词：发热　病毒　细菌

 小故事

　　朱老伯今年 66 岁，患有高血压、冠心病 10 多年，身体尚可。1 年前开始经常出现感冒、发热，由于疫情原因，不愿去医院就诊。每次在家中自己服用头孢，因为每次服药后症状有所好转，朱老伯还洋洋得意，觉得发热吃抗生素"百治百灵"。半年前，他突然觉得身体乏力，休息睡觉也不缓解，同时皮肤容易出现淤青，刷牙时牙龈出血。家人看到后就将他送往医院进行检查。血常规提示白细胞、血小板都有明显降低。顿时，朱老伯整个人都不好了。

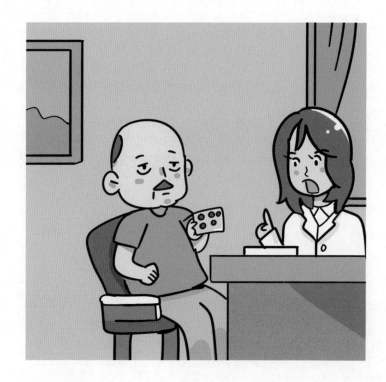

　　那么，到底是什么原因导致朱老伯的血液系统出现异常了呢？我们来慢慢聊一聊。

　　发热一般是指各种原因导致的人的体温≥37.3℃。大部分发热是因为身体某个部位有感染，其中最常见的就是呼吸道感染，如果是病毒引起的，我们也称之为"感冒"。现在，人们一出现咳嗽发热，就自行服用抗生素，其实呼吸道感染很大一部分都是病毒引起的（比如"感冒"），并非细菌感染，而我们平时所服用的头孢、氧氟沙星、阿奇霉素等抗生素基本只对细菌有效，对病毒是没有任何作用的。一旦乱用抗生素，会产生很多的不良反应，如诱发细菌耐药，损害人体器官，出现消化道反应、神经系统损害及血液系统损害。朱老伯其实就是因为服用了过多的头孢导致不良反应的发生，从而引起了血液系统的损害。

　　那也有人要问了，朱老伯之前服用了头孢不是症状都缓解了吗？的确，如果碰巧是细菌感染，那朱老伯服用头孢是恰好可以治疗的，如果是病毒感染，其实不吃任何药物，只要休息好、多喝水，一般也会在1周左右自愈。而发热的话，如果体温不是特别高，不超过38.5℃，我们不用过多去干预，它是我们身体抵抗炎症的一种自我防御。只有体温过高，我们才需要用退热药或物理降温使体温降下来。而我们所谓的退热药，就是大家口中常说的感冒药——泰诺、百服宁、克感敏这一类的，都属于非甾体抗炎药。这类药多吃也会影响胃肠和肝脏，一定要注意！

　　除了细菌或病毒感染会引起发热，其实还有很多其他情况也会导致发热。比如肿瘤、免疫系统疾病（大家都熟悉的红斑狼疮）、中暑等，这些疾病导致的发热更不需要去吃什么抗生素、消炎药了——因为毫无作用！

　❓ **一旦发热了，我们到底该怎么做呢？**

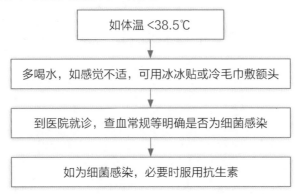

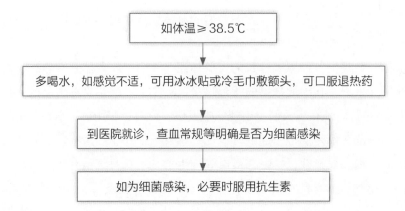

如体温≥38.5℃

↓

多喝水，如感觉不适，可用冰冰贴或冷毛巾敷额头，可口服退热药

↓

到医院就诊，查血常规等明确是否为细菌感染

↓

如为细菌感染，必要时服用抗生素

TIPs

* 由于目前新冠疫情还没有完全得到控制，如果有发热、咳嗽、咽痛等症状，还是请大家及时至医院进行检查。

* 不要随意口服抗生素，以免产生很多不良反应或影响疫情防控。

家庭应急小药箱

感冒药：建议配备解热镇痛药，可缓解发热、鼻塞、头痛等症状，如泰诺、克感敏、白加黑等药物。其成分及作用相似，只需选择一种即可。孕妇及哺乳期以及对解热镇痛药过敏者禁用，近期有胃出血或严重胃溃疡患者禁用。可配备部分中成药，如感冒清热冲剂、连花清瘟胶囊、疏风解毒胶囊、蓝芩口服液等。

（范　群）

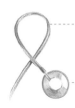 # 16 长途飞行，久坐不动不安全

关键词：肺栓塞　长途旅行

📖 小故事

周奶奶和老伴儿正坐在从国外回国的航班上，老年团之行一晃十余天，怪想念家里人的。因为飞机上狭小的空间，也因为万里高空带来的不适感，周奶奶选择窝在座位上闭眼休息。睡意蒙眬时，周奶奶突然感到有些胸痛，但好像忍一忍就能挺过去，于是她选择忍耐。直到开始呼吸困难，邻座的老伴儿发现

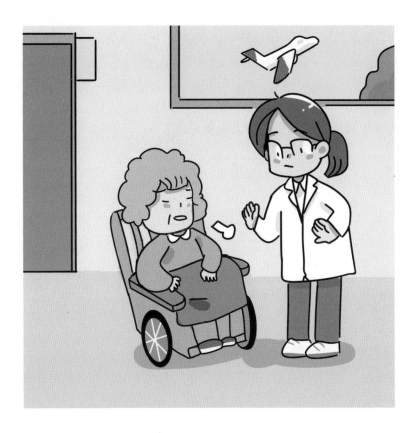

她脸色不好，及时叫来了乘务员寻求帮助。好在此时飞机也即将降落，120已经在地面等候，周奶奶得到了及时的救治。医生告诉周奶奶，她得的是肺栓塞，若不是送院及时，可能就很危险了。

话说回来，周奶奶怎么会突然得了肺栓塞呢？带着这个疑惑，我们先来看看啥是肺栓塞。

肺栓塞是由于血管内各种栓子脱落阻塞肺动脉及其分支引起肺循环障碍的一种临床病理生理综合征。通俗来说，就是血管里有小血块堵住了肺动脉。

好好的血块不在血管里待着，怎么会脱落游走去肺动脉呢？

由于长时间坐在机舱内，机舱空间相对来说比较狭小，旅行者活动受限，久坐不动，再加上不断吸入重新过滤的干燥空气，还有气压的变化，会使得血液变浓稠，容易导致下肢静脉淤血，形成血栓。血栓脱落后掉进肺动脉引起阻塞就变成肺栓塞了，所以此病也曾被称为"经济舱综合征"。像糖尿病、高脂血症、肥胖、凝血功能异常、动脉硬化、孕妇或产妇以及下肢手术者等人群都是该病的高风险人群。一旦飞行途中出现不明原因的虚脱、倦怠、面色苍白、出冷汗、呼吸困难、胸痛、咳嗽、咯血等症状时，应第一时间考虑是否肺栓塞。

一旦怀疑肺栓塞，我们应该怎么处理呢？

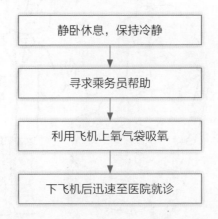

肺栓塞是一种高危疾病，容易导致猝死。因此，如何在长途交通旅行中预防其发生更为重要。

❓ 具体应该如何来预防呢？

- 多喝水，千万不要因为觉得在飞机上上厕所麻烦就少喝水。多喝水可以稀释血液黏稠度，还可以通过多喝水、勤上厕所来被动改变坐姿，坐坐、站站、走走，一举两得。

- 在不影响其他乘客的条件下，可以在过道内做做小体操，或者就站在座位边，踮起脚尖，抬起脚后跟，每次动作持续几秒钟，10~15 次为一组。这样做可迫使腿部肌肉收缩，把血液压向静脉，避免产生血栓。

- 已知血液高凝者可以穿上医用弹力袜，带好抗凝药物。

- 除了坐飞机，长时间乘坐轮船、大巴、火车等交通工具，以及长时间伏案写作、打麻将等，都是容易发生肺栓塞的。所以一定切忌久坐不动，要经常变换体位。

> **TIPs**
>
> *骨折或手术后长期卧床也容易导致肺栓塞的发生，所以除了受伤部位，其他可以活动的地方还是要多活动，减少该致死性疾病的发生可能。

（洪　叶）

17 多彩大便，消化疾病查原因

关键词：黑便　胃出血

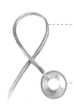 小故事

　　某天，小胖正在卫生间里玩着手机，十几分钟后，他心满意足地起身，正准备冲走他的大便，不想低头一看，他傻眼了，心里有点懵。啊，我是怎么了，便便怎么跟碳一样黑，难道是得了不治之症吗？慌了半天，突然想起来，哦！昨天晚上吃了一整包奥利奥饼干……

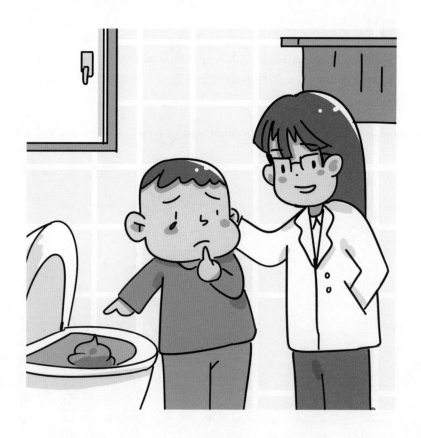

为什么吃了奥利奥饼干会有黑便呢？

食物中的色素引起大便发黑。

如果除去食物的因素，还有什么原因呢？

某些药物也可以引起黑便，如胃药中的铋剂，缺铁性贫血患者服用的铁剂、炭粉等。如果没有食物和药物的影响，一般是由上消化道出血引起。上消化道出血包括胃、十二指肠溃疡出血，食管胃底静脉曲张破裂出血，急性糜烂性胃炎和胃癌出血。除了食管胃底静脉曲张破裂出血外，通常这种黑便成形比较少，肉眼看起来类似柏油，就像马路上的沥青一样。

除了黑色，我们还会有什么色彩的便便呢？

健康的大便通常是黄褐色或棕黄色的，这是因为肝脏分泌胆汁以后，大便被胆汁染了色。

- 红色：除去食用红色食物可能导致排出红的大便，比如红心火龙果，其他原因的红色血便肯定是不正常的了。有可能是良性疾病，也有可能是恶性疾病。首先，得分清楚是大便中混合着血，还是大便外层有血。外面有新鲜滴血，这种是痔疮或者肛裂的可能性较大。混着血的，多为下消化道出血，包括肠息肉、直肠、结肠肿瘤等。如果排的是脓血便，像鼻涕一样，比较稠一点，那很有可能是直肠有问题，也有可能是直肠癌，或者是痢疾。

- 白色：白色灰色黏土一样颜色的大便，一定要警惕了，这意味着胆汁分泌不足，是胆道堵塞了，有胆道结石、胆道肿瘤、胰腺肿瘤的可能性。如果黄色大便上沾有白色黏液的话，这是慢性肠道炎的表现，有可能是患上了克罗恩病。

- 绿色：如果喜欢吃菠菜、西兰花等绿色蔬菜，也有可能使大便呈现绿色；但如果没有摄入这些食物，大便依旧呈现绿色的话，那就是食物经过消化系统的速度太快了，大便里没有足够的胆汁。可能为消化不良、肠功能失调、腹泻、胃肠炎等。

生活中一旦发现各种"色彩斑斓"的大便，我们应该怎么处理呢？

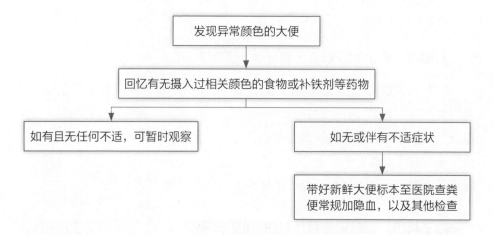

发现异常颜色的大便

↓

回忆有无摄入过相关颜色的食物或补铁剂等药物

如有且无任何不适，可暂时观察

如无或伴有不适症状

↓

带好新鲜大便标本至医院查粪便常规加隐血，以及其他检查

TIPs

＊观察大便的颜色很重要，大便就如同肝、胆、胰、胃、肠等消化器官的镜子，不同的颜色说明了这些器官的健康状态。通过观察臭烘烘的大便，可鉴别出身体中的异常信号。

 家庭应急小药箱

　　护胃药：建议配备奥美拉唑肠溶片（或雷贝拉唑、泮托拉唑等）、胃达喜（即铝碳酸镁片）。奥美拉唑肠溶片可抑制胃酸分泌，用于胃溃疡、反流性食管炎等，亦可治疗轻症胃溃疡出血，成人每次 20 mg（1 片），每天 2 次。孕妇、哺乳期女性及对本药过敏者禁用。胃达喜可用于急、慢性胃炎及胃溃疡治疗，可保护胃黏膜，成人每次 1 片，每天 3 次。

（凌静雯）

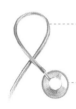 18 腹泻连连，多喝盐水防虚脱

关键词：腹泻　脱水

📖 小故事

　　78岁的李老伯是位退休工人，患有高血压、糖尿病，平日里生活节俭。吃晚饭时看见冰箱里隔天留下的剩菜，实在舍不得扔掉，就放微波炉里简单热了一下吃掉了。1小时后，李老伯感觉一阵阵腹痛，开始拉肚子。他心想："坏

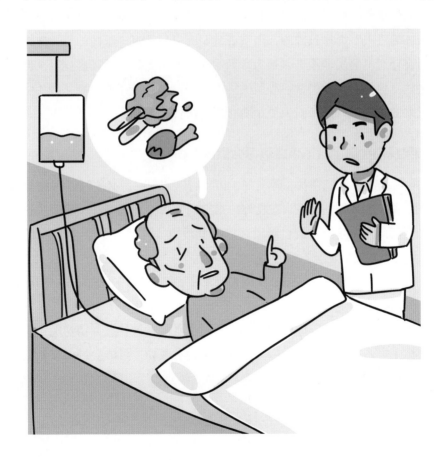

了！肯定是剩菜坏掉啦！"。根据以往经验，李老伯赶紧喝了一杯自制的杨梅酒。然而，并没有明显好转，在连续腹泻了10余次稀水样便后，李老伯开始四肢乏力，头晕，出冷汗，赶紧呼叫120去医院。经过医生检查，诊断为"急性胃肠炎"，并有严重的脱水及电解质紊乱。在2天的补液治疗后，李老伯终于转危为安。

原来，生活中常见的胃肠炎也会有如此严重的后果啊！

腹泻，俗称"拉肚子"，在生活中非常常见，是指排便次数明显超过平日习惯的频率，同时有粪便稀薄、水量增加的症状。其常见原因大体可分为感染性和非感染性两类。①感染性腹泻，就是我们常说的急性胃肠炎，生活中最为常见，是各种病原体感染肠道导致的，包括细菌、病毒、寄生虫、真菌等。②非感染性腹泻，是指中毒、药物或其他疾病导致的腹泻。

腹泻虽算不上什么大病，但它造成的后果可不容小觑，尤其是严重腹泻时大量液体的丢失，会导致虚脱，严重者甚至会引起低血容量性休克。液体丢失的同时会伴有电解质的丢失，最为常见的就是低钠血症、低氯血症以及低钾血症，会诱发血栓、心律失常、心肌炎等严重后果。对于高龄、有基础疾病、一般情况差的人群，处理不当，更是随时要人命！

🛈 如果我们出现了腹泻，应该怎么做呢？

- 轻微腹泻，且精神状态等良好，可自行密切观察，必要时到医院就诊。
- 腹泻次数较多，精神状态良好，可适当饮用盐开水，并口服蒙脱石、黄连素、乳酸菌等止泻、肠道菌群调节药物（选1~2种即可）。当然也需要自行观察，必要时至医院就诊。
- 腹泻伴有明显不适，如肚子痛得受不了，甚至发热、虚脱等，需尽快送医院救治。

腹泻症状可大可小，应密切观察腹泻时患者的精神状态，切勿随意饮用杨梅酒等"土方法"自行治疗。因为杨梅酒中含有酒精，可能会进一步刺激胃肠道，导致症状加重。

TIPs

* 长期的腹泻提示可能存在一些慢性的消化道疾病，甚至肿瘤的可能，必要时建议完善胃肠镜检查。

 家庭应急小药箱

　　止泻及相关药物：建议可配备盐酸小檗碱（黄连素）、口服补液盐、乳酸菌素片、蒙脱石散。盐酸小檗碱有抑菌作用，每次口服 0.1~0.3 g（1~3 粒），一天 3 次。口服补液盐可补充水分及电解质，品种较为广泛，按说明书服用，用于有脱水症状者。乳酸菌素片可调节肠道菌群，减轻症状，按说明书服用。蒙脱石散，有止泻作用，成人每次 1 袋，一天 3 次，儿童用药详见说明书。

（周　锐）

19 情绪激动，麻木抽筋勿慌张

关键词：过度通气　深呼吸

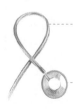小故事

　　某日的夜急诊，小李护士接诊了一名奇怪的患者。小明在小美的陪同下来院就诊。小明双眼紧闭，呼吸急促，全身发抖，双手十指僵硬，无论怎么叫他，他都没有反应！情况看上去十分紧急。小李护士立即为小明测量生命体征以及安排影像学检查等，但显示一切均正常！一再追问病史，小美才说出小明在发病前，两人有过激烈的争吵！这下，一切水落石出，小明这是"气中毒"了！

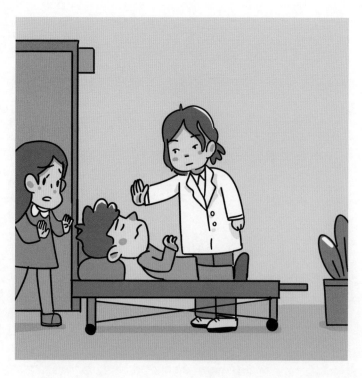

你们肯定会有这样的疑问："气中毒？生气还能中毒吗？开玩笑的吧。"其实，"气中毒"确实是急诊常见的一种疾病，从我们的专业医学角度来说，"气中毒"是换气过度综合征的一种类型，身体没有器质性病变，大多发生于与人激烈争吵或情绪剧烈起伏后，会出现一系列临床表现。因为过度通气导致呼吸性碱中毒，从而引发一系列症状。主要表现有以下 2 点：

- 轻者自觉胸闷气促、心悸，四肢、头皮、面部及口周伴有刺痛麻木感。
- 严重者伴呼之不应，四肢抽搐，肌肉痉挛甚至强直，双手十指僵硬，紧紧贴在一起小幅度抽动，对于疼痛刺激有反应。但生命体征大多平稳，临床生化及影像学检查均无明显异常。

虽然"气中毒"的临床危害并不大，但毕竟很多人没经历过这种情况，碰到四肢发麻抽筋肯定会紧张焦虑。往往越是慌乱，症状越会发展得更加严重。

如果不小心"气中毒"了，我们应该怎么做好自我救治呢？

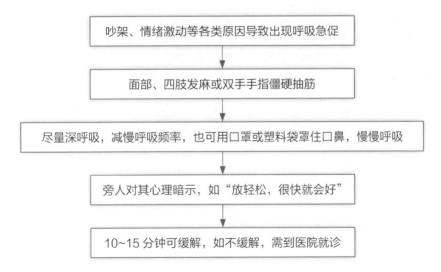

注意：对于已经发展成双手十指僵硬抽筋或呼之不应者，身边的亲朋好友一定要保持镇静，切不可比患者还要慌张，因为家属的情绪将直接影响到患者的病情变化。不可强行按压四肢，避免造成二次损伤。稍作休息待情绪平稳后，症状自会缓解。但若以上措施都实施过，症状仍得不到缓解，还是要及时就医。

继往有癫痫病史的患者出现这种情况，还是要当心是否癫痫发作，有时"气中毒"与癫痫的症状会有些类似。但癫痫发作时患者一般都是没有意识的，往往会伴有牙关紧闭、四肢强直抽搐、眼睛向一侧凝视等。如果无法鉴别，建议直接拨打 120 送医。

TIPs

*细心的朋友们应该会发现，讲了这么多，"气中毒"有两个关键词：情绪和呼吸。生理性过度通气最直接的病因是情绪波动巨大。因此，最直接的解决方法是控制情绪，减慢呼吸频率。

（李晓昕）

20 肢麻嘴歪，谨防卒中来"敲门"

关键词：卒中　口角歪斜　肢体麻木

📖 小故事

　　天渐渐冷了，在马路的两旁，树枝上的叶子变黄了，曾经生机勃勃的小草也坚持不住了，有的倒下，有的枯黄。72岁的王大爷和往常一样一大早赶到公园晨练，在锻炼快结束时，他突然感到右侧手脚麻木，于是他就和旁边的老李打趣道："年纪大了，不中用啦，才练一会儿就手脚发麻。"老李扭头一看，

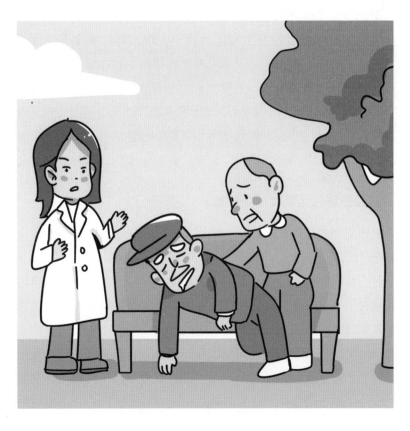

发现王大爷的嘴角歪斜，说话也不那么利索了。大家赶紧围过来，要送王大爷到医院就诊，可王大爷不肯，坚持说可能是锻炼得太累，休息一会儿会好的。可是休息了 1 小时后，王大爷不仅说话越来越含糊不清，起身时身体还往右侧倾斜，右手活动也不太灵活。大伙见状，感到情况不妙，赶紧拨打 120 将王大爷送至就近医院，同时通知了王大爷的爱人和子女。好在医院有卒中中心，王大爷到院后立即开通了卒中绿色通道，经综合评估后诊断为脑梗死（缺血性卒中），立即给予静脉溶栓治疗。经过 1 周的住院，王大爷的右侧肢体恢复，活动自如。医生的话更是让一家人后怕，如果再晚一点送来，错过了静脉溶栓时间窗，可能治疗效果就没有这么好了。

　　话说回来，一向坚持锻炼的王大爷怎么会突然得了卒中呢？带着这个疑问，我们先来看看什么是卒中。

　　卒中是指急性起病、脑局部血液循环障碍所导致的神经功能缺损综合征，症状持续时间至少 24 小时，但仅仅只有几分钟或数小时的症状也应引起高度重视。卒中通常分为缺血性卒中和出血性卒中两大类。王大爷被诊断为脑梗死，属于缺血性卒中。通俗来讲，就是有血栓堵住了脑血管引起的。卒中的发病率高、死亡率高、致残率高、复发率高、并发症多，对人体危害较大，给家庭和社会带来了沉重的负担。据世界卫生组织统计，全世界每 6 个人中就有 1 人罹患卒中，每 6 秒钟就有 1 人死于卒中，每 6 秒钟就有 1 人因为卒中而永久致残。因此，早期积极控制卒中危险因素，防患于未然，具有重要意义。

❓ 卒中有哪些危险因素及预防措施？

- 卒中的危险因素包括高血压、高脂血症、糖尿病、房颤及不良生活饮食习惯（高盐高脂饮食、吸烟、饮酒、缺乏体育锻炼）等。
- 卒中的预防以"健康四大基石"为主要内容：合理膳食，适量运动，戒烟限酒，心理平衡。降低血压、控制血脂、保持健康体重、房颤患者遵医嘱采用抗凝治疗，均可降低卒中风险。

　　王大爷平时有高血压病史，但是没有任何头晕、头痛等不适，他就想着通过锻炼的方式来降低血压，没有听从医生的建议服用降压药物，现在真是追悔莫及。

❓ 怎么样才能快速识别卒中?

我国推出了适用于国人的"中风120"口诀判别急性卒中的先兆。

"1"是指看1张脸，如是否突然出现口角歪斜、流口水、面瘫（不对称）等症状。

"2"是指查2只胳膊，如是否存在肢体麻木、平行举起存在单侧无力的情况。

"0"是指聆听语言，是否说话困难、语言含糊或不能语言。

如出现上述突发症状，市民要警觉可能发生了卒中，应立即拨打120电话，需在最短的时间内将患者送至医院。时间就是生命，卒中的救治效果具有极强的时间依赖性。脑梗死占卒中的70%，越早治疗，效果越好。在时间窗内开展静脉溶栓治疗及血管内治疗是目前最有效的救治措施。

TIPs

* 卒中，俗称"中风"。记住，输液预防卒中是没有依据的!

---

* 怀疑患者突发卒中时，尽量让患者平卧休息，不要进食。如昏迷呕吐，应将患者头侧向一边，赶紧拨打120至医院确诊并治疗。

（王玲玲）

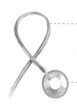

21 癫痫抽搐，按手压腿帮倒忙

关键词：癫痫　避免刺激

小故事

　　在晚高峰拥挤的地铁上，突然一位年轻的小伙儿大叫一声后摔倒在地，随即出现四肢抽搐、双眼上翻、口吐白沫。周围的人们一开始由于惊吓四散开来，很快有人意识到小伙可能是"羊癫疯"发作，大家都关切地围了过来。几位乘客热心地忙活起来，有的给他掐人中，想刺激他快点醒过来；有的按压四肢，想控制他抽搐的手脚；有的拿出随身的钥匙，往小伙儿牙缝里塞，想避免

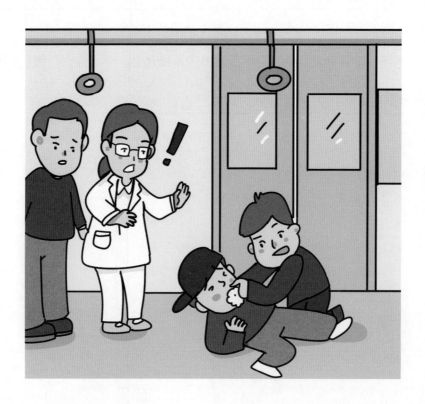

其舌咬伤。很快，小伙儿停止了抽搐并逐渐清醒……

　　小伙儿的情况是缓解了，可是"热心"路人的处理方法是否正确呢？让我们先来了解一下什么是"羊癫疯"。俗称的"羊癫疯"在医学上被称为"癫痫"，癫痫发作是由于太多的脑电信号在同一时间发出，脑部"超载"后出现"闪电"。当癫痫发作时，可能会发生突然跌倒、失去意识、手脚不自主抽搐、短时间愣神等，绝大部分的癫痫仅持续短短几秒钟或者一两分钟就会自行缓解。癫痫和感冒、发热、拉肚子一样是一种常见病，平均每150人中就有1人患有癫痫。

❓ **如果你看到一个人突然倒地抽搐，你知道该怎么帮助他吗？**

请做到"四不要"

- 不要掐人中或用冷水泼，以免这些刺激加重患者的症状。
- 不要往患者嘴里塞任何东西，以免硬物断裂、牙齿撬落，甚至异物导致窒息。
- 不要用力按压患者四肢，以免造成韧带撕裂、关节脱臼甚至骨折。
- 不要多人围观，保持空气流通，并且可以减缓患者清醒后的难堪和减轻不适感。

请做到"四要"

- 要保持镇定，不要害怕。
- 要移开患者周围的危险物品，比如尖锐物品、热水瓶等。
- 要将患者置于平地，在其头颈部下方垫上柔软的物体。
- 要使患者侧卧或把头偏向一侧，方便其排出口腔的分泌物；松开患者衣领，以利于患者保持顺畅呼吸。

　　请记住：不要太过紧张，癫痫并不是不治之症，通过药物或者手术的方法，癫痫的治愈率可以达到80%以上。癫痫也并不可怕，它不是不良的生活方式导致的，它不会传染给周围的人，也不会给周围的人带来危害，责备或者嘲笑患了癫痫的人是不合适也是不礼貌的。

　　实际上，很多癫痫患者经过努力同样可以拥有成功的人生，比如凯撒大帝、拿破仑、诺贝尔、梵高等。让我们一起帮助身有疾患的人们更好地回归生活！

TIPs

＊简单地说，癫痫发作时不要刺激患者，防止呕吐物导致窒息，保持环境安静和安全，其他就交给医生来处理。

 家庭应急小药箱

　　抗癫痫药：建议配备丙戊酸钠片、卡马西平片等。抗癫痫药口服剂量因人而异，且一般疗程较长，急性发作时常采用静脉给药。平日口服药物用完后，请及时至神经内科门诊请专科医师评估是否需继续服用药物，切勿私自停药，以免癫痫复发或加重。

（陈　娟）

第四篇

外科疾病篇

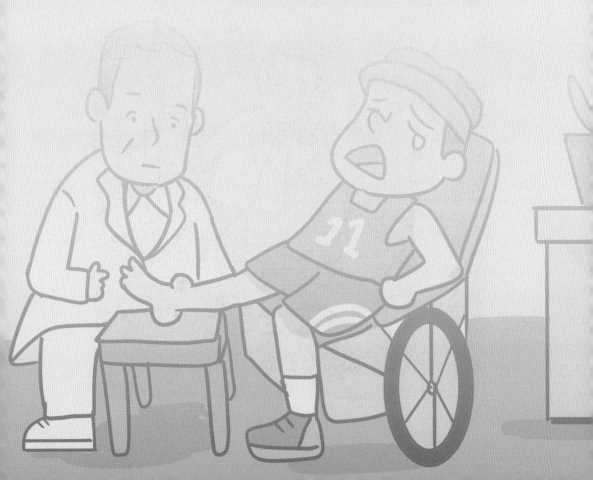

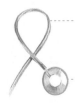

22 饭后运动，腹痛未必阑尾炎

关键词：右下腹痛　肠痉挛

📖 小故事

　　小孙同学吃好晚饭，开开心心地和小伙伴去小区活动广场打起了羽毛球，这天的晚饭都是奶奶给他做的他最爱吃的美味食物，所以小孙吃得比较饱，打球打得也格外卖力。完成几次漂亮的起跳扣杀后，小孙开始觉得肚子痛，后来

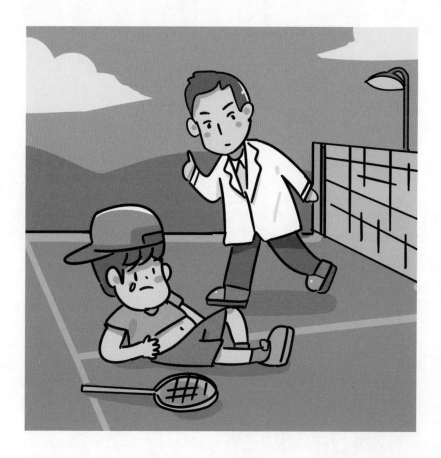

疼痛越来越厉害，最后瘫在了地上。小伙伴们都慌了，纷纷叫来了家长，旁边的邻居们也都跑过来看热闹，这时耳后传来一个声音："肯定是刚吃好饭就跑出来运动，发阑尾炎了。"这时，大家你一言我一语地议论开了，有的说："痛得没那么厉害，应该不是阑尾炎吧？"有的则表示肯定是阑尾炎："老话不是常说'饭后运动会发阑尾炎'嘛，赶紧去医院看看，弄不好要开刀……"

小孙同学真的得了阑尾炎吗？老人们常说的饭后运动就会得阑尾炎，你觉得可不可信？大家小时候可能经常被这么吓唬过，每次吃完饭都不敢乱动，真是这样的吗？

❓ 我们首先得搞清楚阑尾是什么？看看阑尾长在哪里，长什么样子？

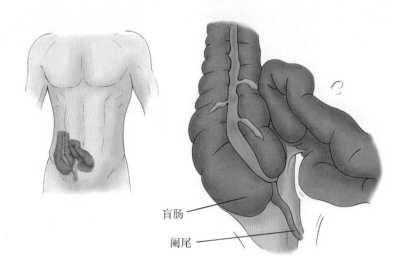

盲肠

阑尾

阑尾一般在肚子的右下方，位于盲肠与回肠之间，它是细长而弯曲的盲管，远端闭锁。阑尾的上端开口于盲肠，开口处有不太明显的半月形黏膜皱襞，管腔比较狭小，形似一个长在大肠和小肠交界处的小尾巴。

❓ 阑尾炎又是怎么发病的？

阑尾炎发作的原因主要有2个：

- 阑尾管腔堵塞是急性阑尾炎最常见原因，由于阑尾管腔细，开口狭小，系膜短，使阑尾卷曲，这些都是造成阑尾管腔易于堵塞的原因，引起管

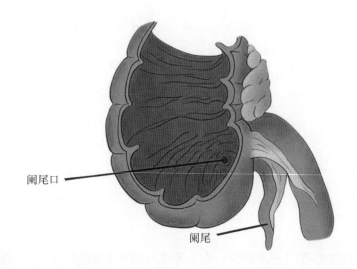

阑尾口 ———

阑尾 ———

腔堵塞常常为淋巴滤泡增生和粪石等异物堵住阑尾管腔。

- 细菌侵入阑尾黏膜下，充血、水肿后阻塞阑尾，影响内容物的排出，可能引起急性阑尾炎。

所以，得阑尾炎的主要原因我们就找到了，就是阑尾管腔的堵塞。一旦堵塞，可使管腔内分泌物积存、内压增高，压迫阑尾壁，阻碍远侧血运。在此基础上，管腔内细菌侵入受损黏膜，易致感染。

除此之外，还有其他原因么？有！如因腹泻、便秘等胃肠道功能障碍引起内脏神经反射，导致阑尾肌肉和血管痉挛，产生阑尾管腔狭窄、血供障碍、黏膜受损而致急性炎症。

❓ **我们找到了阑尾炎发作的病因，却没有发现平时老人们常说的饭后运动会得阑尾炎的依据，但为什么很多人会有这种说法呢？**

饭后跑步或运动，有时的确会引起腹痛。因为饭后胃里装满了食物，运动会震动胃肠，使连接胃肠的肠系膜受到牵拉，引起腹痛。运动时全身的血液会重新分配，从消化道转移到骨骼肌肉，这会导致消化道缺血，而引起胃肠道平滑肌痉挛，因而发生腹痛。运动时全身需氧量增加，平时缺乏锻炼的人肺活量小，这时努力喘气容易出现呼吸浅而快。这使得胸腔负压减小，造成肝脏血液回流受阻，导致肝脏淤血、肝包膜张力增大，引起肝脏疼痛，表现为上腹疼痛。这种类型腹痛一般休息之后就可以缓解，但不能排除极少部分人群因为饭后运动后恰巧使肠内粪石等堵塞阑尾口从而导致阑尾炎发作。故饭后运动很可能出现腹痛，但通常不是阑尾炎。

　　所以，在吃饱饭后马上打球的小孙虽然出现了腹痛，但不一定就是阑尾炎发作，虽然"饭后运动就会得阑尾炎"是个伪命题，但饭后运动容易腹痛倒是真的。

② 如果真忍不住饭后运动并出现了肚子痛，我们该怎么处理呢？

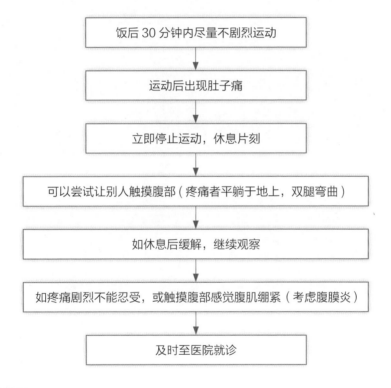

```
┌─────────────────────────────┐
│   饭后 30 分钟内尽量不剧烈运动   │
└─────────────────────────────┘
              ↓
┌─────────────────────────────┐
│        运动后出现肚子痛         │
└─────────────────────────────┘
              ↓
┌─────────────────────────────┐
│     立即停止运动，休息片刻      │
└─────────────────────────────┘
              ↓
┌──────────────────────────────────────────┐
│ 可以尝试让别人触摸腹部（疼痛者平躺于地上，双腿弯曲）│
└──────────────────────────────────────────┘
              ↓
┌──────────────────────────────────────────┐
│           如休息后缓解，继续观察            │
└──────────────────────────────────────────┘
              ↓
┌──────────────────────────────────────────┐
│ 如疼痛剧烈不能忍受，或触摸腹部感觉腹肌绷紧（考虑腹膜炎）│
└──────────────────────────────────────────┘
              ↓
┌─────────────────────────────┐
│          及时至医院就诊         │
└─────────────────────────────┘
```

TIPs

* 中老年人出现上腹部疼痛，也有可能是心肌梗死导致。入院就诊时如果医生建议做心电图，千万不要排斥，如果做出来排除心肌梗死，可以相对放心。

* 荨麻疹、糖尿病并发症都可能引起腹痛，休息后不缓解的腹痛都建议去医院检查。

家庭应急小药箱

　　解痉止痛药物：建议配备山莨宕碱片，俗称 654-2 片。成人每次 1 片（10 mg），一天 3 次。可偶有口干、心跳快、排尿困难等副作用。颅内压增高、脑出血急性期、青光眼、幽门梗阻、肠梗阻及前列腺严重肥大者禁用。孕妇及哺乳期女性不建议服用。

（俞士勇）

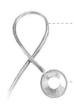

23 手脚扭伤，冷敷热敷如何选

关键词：扭伤　冷敷

小故事

　　小明是个活泼好动的男孩子，闲暇时喜欢打打篮球、踢踢足球。这次期末考试结束以后，他与同学们约好一起打篮球。因为平时忙于学习，这次难得有时间，所以打的时间比较长。在一次争抢篮板后由于体力不支不慎摔倒扭伤了

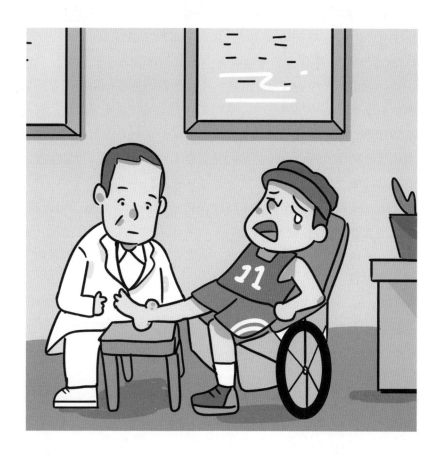

左脚脚踝。周围球友们马上买来冰矿泉水敷在小明脚踝后送他回家。回家后小明奶奶看见小明脚踝扭伤，马上拿出红花油给小明外擦，并用热水袋热敷。2小时后小明踝关节肿痛加重就医。

看到这里，大家一定产生了疑惑：小明脚扭伤，怎么一会儿冷敷，一会儿热敷？

❓ 到底应该冷敷还是热敷，或者交替敷呢？

我们来了解一下急性软组织损伤的病理生理学改变：急性扭伤时，损伤后即刻至伤后 48~72 小时，此阶段为急性炎症阶段。这段时间会出现细胞、软组织结构破裂和肿胀，下面的血管结构损伤。创伤反应导致血管扩张，渗出增加，肿胀快速加重，患者会感到疼痛、肿胀、皮温增高。根据这一阶段局部损伤组织的生理病理学改变，急性损伤我们采用"RICE"组合治疗。

- R=rest（休息）：立即中断运动，采取适当制动措施。
- I=ice（冰敷）：注意冰袋冷敷时避免直接把冰袋放于肢体上，应该外包一条干毛巾或者棉垫，避免肢体冻伤。冰敷能使局部组织温度降低，达到止痛作用并减少肌肉痉挛，使局部血管收缩、血流量减少，从而起到消肿作用。同时降低局部组织代谢率，减少了氧和营养物质的需求，使炎症反应减弱。所以，小明奶奶又是帮小明擦红花油，又是热敷，是好心办了坏事，加重了小明踝关节的局部肿胀和疼痛。
- C=compression（加压）：加压时组织压力增高，从而减少出血和肿胀。加压应该在冰敷之间和冰敷之后采用。加压的力度一定要适度，避免过度加压导致骨筋膜室综合征形成，从而加重损伤。加压一般采用绷带或者相关支具。
- E=elvation（抬高患肢）：受伤部位抬高后会加速回流，起到消肿作用。

所以，手脚扭伤后 72 小时急性期内需要冷敷，而不需要热敷。

❓ 72 小时之后呢，是热敷吗？

目前有两种观点，有建议后期热敷的，也有建议后期无须热敷的，但其实都对病情的恢复影响不大。笔者建议，无须热敷。

TIPs

* 直接回答题目，答案是冷敷。

家庭应急小药箱

　　建议配备一次性使用冰袋，使用时外面适当包裹薄毛巾，以免冻伤皮肤。亦可用冷毛巾冷敷。

（孙　杰）

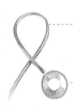

24 使用不当，阴茎损伤也可能

关键词：白膜撕裂　阴茎肿胀

小故事

　　小张今年28岁，一天凌晨，急匆匆地跑到急诊室，医生问他怎么了，他支支吾吾有点不好意思地说："医生，我的那个……好像断掉了。"据他自己描述，他的下体已经肿得像个"紫茄子"。原来是小张新婚燕尔，在和妻子"为

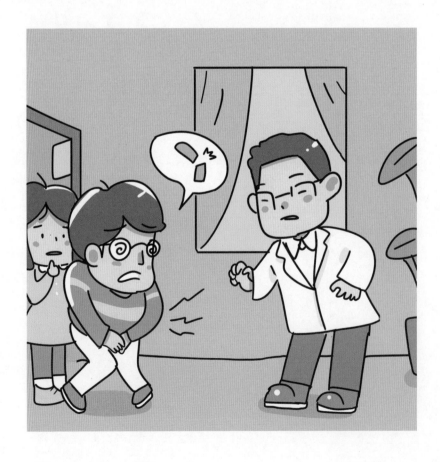

爱鼓掌"的时候，由于幅度过大，体位不当，突然听到了"啪"的清脆一响，紧接着下体传来一阵剧痛……本来羞于启齿，想着忍忍就好了，也没有马上到医院就诊。但是不一会儿，他发现下体又红又肿，越发胀痛，几小时后已经红紫得像一个茄子了。万般无奈之下，小张在妻子的陪同下才火急火燎地来到了医院。

泌尿外科医生查看了小张的伤情，根据多年的临床经验诊断为海绵体白膜破裂，用通俗的话来说就是阴茎"骨折"了。

很多人知道，阴茎里并没有骨头，那怎么会发生"骨折"呢？怎么会发出"啪"的一声响？今天就来给大家仔细讲讲，阴茎"骨折"到底是怎么一回事吧。

阴茎为何会"骨折"？所谓的阴茎"骨折"，是一种形象的说法。阴茎是由 2 根阴茎海绵体和 1 根尿道海绵体组合而成的。尿道贯穿于尿道海绵体之中，内接膀胱、外达阴茎头。阴茎海绵体内有丰富的血管窦，外面被坚韧的白膜所包绕。

❓ 何为白膜？

每个海绵体的外面包绕的一层坚厚的纤维膜，其正常厚度约 2 mm，阴茎海绵体和尿道又被阴茎筋膜所包绕，形成一个整体。

当性兴奋或者局部受到刺激时，海绵体内血管窦充血量增加。这时，阴茎增长、增大、变硬，白膜也在高度紧张状态。白膜变薄、拉伸，厚度仅仅 0.25~0.5 mm，脆性也加大。

如果"爱爱"时方法不当或者男方动作过猛，或阴茎撞击在其他部位，就易引起海绵体白膜、阴茎筋膜折裂。

阴茎"骨折"后会怎么样？阴茎"骨折"时会发出"啪""哐"的声响，真的就像骨折一样，还会伴有剧痛。勃起的阴茎随即疲软，皮肤因为血肿而出现肿胀，呈青紫色。阴茎的任何部位均可发生折断，但临床上常见于近端 1/3 处。包皮血肿可以导致包皮极度肿胀，阴茎失去正常形态。除了包皮下血肿，出血可沿着筋膜内隙渗入阴囊或会阴部皮肤。如果有血肿压迫，可能引起排尿困难。

❓ 造成阴茎"骨折"的情况有哪些？

- 姿势不对或用力过猛。"爱爱"时对摆动幅度估计不足，阴茎猛烈地撞击会阴或其他部位，以及选择一些不常用姿势，致使阴茎勃起时突然强力弯曲，从而导致阴茎"骨折"或者损伤。
- 突然受到外力而受伤。在阴茎勃起或半勃起状态下，由于外力的作用，比如摔倒、翻身，从而引起阴茎"骨折"。像在洗澡的时候，如果阴茎勃起的情况下不小心滑到，碰撞到地板上，就"OMG"了……
- 方式不对。有的人为了得到较强的刺激，常用手敲击阴茎或使其弯曲，还有的人不断将阴茎插入某种物体以求发泄性欲，这样很容易使脆弱的阴茎受到伤害。

❓ 阴茎"骨折"后该怎么办？

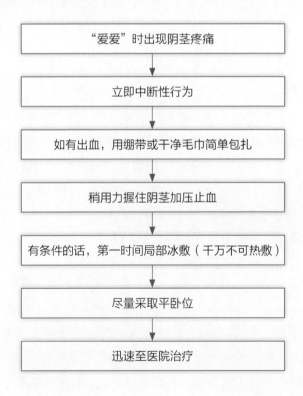

阴茎折断仅仅是白膜破裂，一般情况下尚未伤及内部与勃起有关的血管神经。因此，只要能及时手术修补，术后禁欲几个月，好好保养，恢复正常功能基本没什么问题。但个别患者可能出现阴茎轻微的弯曲和瘢痕。

TIPs

* 尽管阴茎"骨折"这种伤非常尴尬，但是一旦遇上的话，可千万别犹豫，必须及时就医，拖太久会使阴茎受到更严重的损伤，以致影响往后的性生活与排尿功能。

（夏圻儿）

第五篇

妇科疾病篇

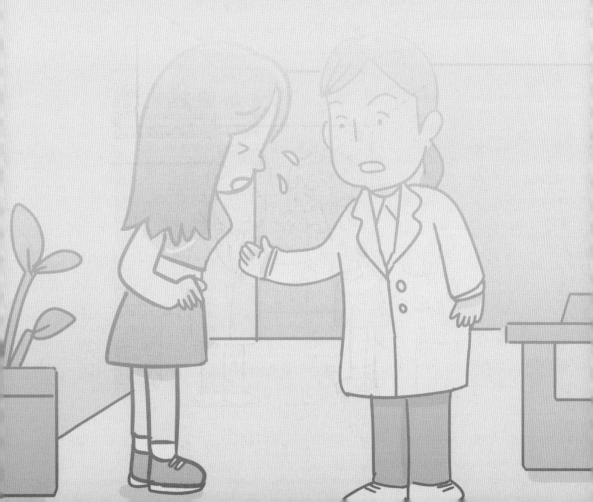

25 小腹剧痛，异位妊娠非小事

关键词：宫外孕　下腹痛　月经异常

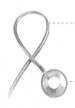 **小故事**

　　一天，急诊内科诊室来了一位下腹疼痛的年轻女性。"医生，我肚子疼，老想解大便，却一直解不出来，是不是吃坏肚子了？"内科医生常规询问了她症状后，又问了月经史、性生活史。患者比较敏感，不好意思回答，但是马上说："我肯定不会怀孕的，月经刚来过。"好在因为内科医生有经验，所以还是给女孩子做了妊娠试验。最后发现，女孩是腹腔内出血，并且妊娠试验是阳性的。这位年轻的"美眉"是宫外孕。

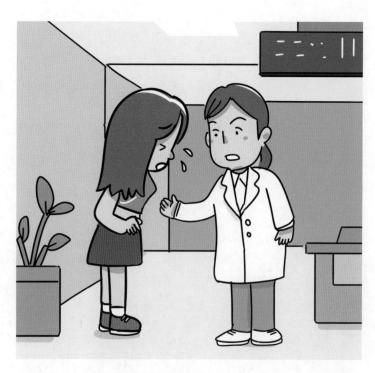

宫外孕，又名异位妊娠，是指孕囊种植在了子宫腔以外的地方。最多见的异位妊娠是输卵管妊娠。由于孕囊着床在本不该着床的部位，空间狭小。随着孕囊的生长，引起着床部位的破裂发生大量出血，由于发病急、内出血凶猛，经常会危及生命，是育龄期女性的一大杀手。

❓ 异位妊娠很容易被忽视，为什么呢？

有很多种原因。首先，异位妊娠由于孕囊的不正常着床，通常会出现少量的阴道出血，往往被误认为月经来潮，因此，很多女性会认为自己月经来过了，不可能怀孕的。其次，异位妊娠很容易被误认为是月经失调。很多女性来医院就诊的原因是因为觉得自己月经不正常，持续很长时间，滴滴答答不干净，结果一化验，发现自己怀孕了。还有一部分患者就像一开始那个急诊室故事一样，觉得自己是吃坏了肚子，得了某种消化道疾病。

以上几种情况下，患者通常生命体征还算平稳，能在医生的火眼金睛下被及时发现。最危险的情况是前期并没有发现任何症状，或者忘记自己月经已经悄悄推迟，在某天突发急性腹痛，随后很快就出现头晕，甚至晕倒，最后被120送入医院的患者。这些患者都已是腹腔内出血 1 000~2 000 mL，需要妇产科医生争分夺秒地与死神赛跑来抢夺生命的。每年这样惊心动魄的抢救还真是不少见呢。

❓ 为什么异位妊娠如此高发呢？

那得说说异位妊娠的病因。

第一，输卵管炎症，也就是我们常说的盆腔炎的一种。女性有几个特殊时期一定要注意预防盆腔炎的感染，比如产褥期、流产后、输卵管炎（盆腔炎）的发生，还和平时的不良性生活史、阴道炎症等有关。

第二，输卵管手术史，比如曾经做过异位妊娠手术史的，或者做过输卵管结扎手术的（什么！做了结扎也会宫外孕？是的，确实有很多此类病例发生），再次怀孕容易异位妊娠。

第三，输卵管天生畸形（过长或狭窄）。这个是天生的，也确实没办法。

第四，试管婴儿。是的，试管婴儿技术的开展也让异位妊娠的发生率增加了，人工放置的胚胎有可能种植到不正常的部位，甚至一个种在子宫内，一个跑到子宫外，形成罕见的宫内妊娠合并异位妊娠。

第五，口服紧急避孕药。服用紧急避孕药（事后避孕药）后很多"美眉"可能觉得放心了，但是有时候会适得其反地发生宫外孕。所以慎用哟。

怎样预防异位妊娠呢？

怀孕是上天赐予的礼物，当然有时也是需要点运气的。年轻的女性做到以下几点，是可以减少异位妊娠发生的。

- 有保护措施的性生活史，最好是科学使用避孕套。避孕套不但可以避孕，对保护女性避免生殖道疾病的感染也是很有作用的。
- 重视产褥期、流产后等特殊时期的保健，避免产后、流产后盆浴，保持下身清洁。均衡营养、注意休息也很重要。
- 避免多次人流史，过多的宫腔操作容易造成输卵管等盆腔炎症的发生。
- 如果发现自己怀孕了或者月经不正常，千万别大意，月经不来需要早期及时就诊明确怀孕的部位，确定是否是宫内正常怀孕。

育龄期女性朋友一旦有腹痛症状，尤其是下腹痛，该怎么处理呢？

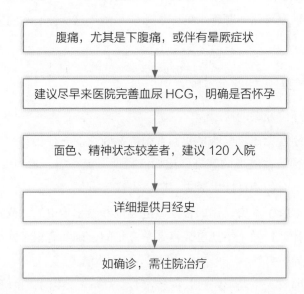

腹痛，尤其是下腹痛，或伴有晕厥症状

↓

建议尽早来医院完善血尿 HCG，明确是否怀孕

↓

面色、精神状态较差者，建议 120 入院

↓

详细提供月经史

↓

如确诊，需住院治疗

TIPs

＊月经不正常一定别不当回事，早点去医院排除怀孕相关疾病。

（孙丽艳）

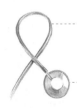

26 羊水破了，冷静应对不紧张

关键词：羊水 胎膜早破

📖 小故事

还有 2 周，小美的预产期就要到了。这天，准妈妈正在街头散步，忽然感到一阵热流从下身涌出。哎呀，羊水破了！小美慌了，脑海里呈现电视中那些镜头：一个孕妇在街头要生了，最后大家用伞为她支起一个帐篷……"难道我也要在街头生孩子吗？我还来得及打出租车去医院吗？"

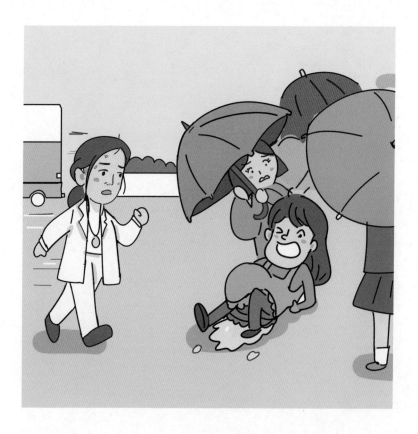

❓ 羊水破了，准妈妈们到底该怎么做呢？

如果你正在睡梦中时发生羊水破裂，不要惊慌，请平躺在床上，请家人帮忙拨打 120，收拾必备物品，安全送往就近医院。其次，如果在日常行走活动的时候发生羊水破裂，请停止活动，尽量找到可以平躺的地方，安全的方式是拨打 120 去医院，而不是自己步行或叫出租车去医院。

❓ 羊水破了会不会马上分娩呢？

羊水破了分为几种情况。如果在没有感觉到明显的宫缩腹痛（临产）前就发生的羊水破裂叫作胎膜早破。没有明显宫缩的胎膜早破一般不会立刻临产，但是胎膜早破会诱发宫缩。如果是二胎妈妈，也可能在短时间内分娩。

如果已经有长时间明显的阵发性腹痛伴随羊水破裂，很可能马上就要临产了，所以宝妈们一定要注意自己的宫缩（腹痛）情况，确实有不少来不及到医院就在车上或路上分娩的孕妇。

❓ 为什么羊水破了需要立刻平躺下来？

一旦发生羊水破裂，最大的危险是脐带脱垂，我们的羊膜囊像一个充满羊水的气球保护在胎儿周围，羊膜破了一个口，脐带随时有可能跟着流出的羊水一起脱落出来，卡在宫颈口甚至阴道内，因为胎儿在羊水里不是靠嘴巴鼻子呼吸，而是通过脐带进行血氧运输。脐带一旦卡顿，胎儿血氧运输就中断了，就像人被掐住了脖子，随时会有胎死宫内的风险。

羊水破了也容易引发感染，胎膜就像我们看到的鸡蛋壳，一旦破了个小孔，阴道内的细菌就会趁机入侵，时间久了，会造成宫内感染，甚至产妇感染。所以也有糊涂粗心的孕妇，羊水破了一两天才慢吞吞地来到医院，这是一种危险的行为，增加了孕妇的感染风险，也增加了新生儿败血症的风险。

如果没有足月（小于 37 周）就发生了胎膜早破，及时就诊可以让医生有更多的机会尽可能地进行保胎治疗，延长宝宝在妈妈肚子里的时间。

❓ 胎膜早破可以预防吗？

避免孕晚期的剧烈运动，及时治疗阴道炎症，适当补充维生素及微量元素。

TIPs

*一旦发生羊水破裂，准妈妈们不要过度紧张，平稳情绪后立刻平躺下来，尽量垫高臀部，减少活动。拨打 120，尽快到最近的医院就诊。

（孙丽艳）

第六篇

儿科疾病篇

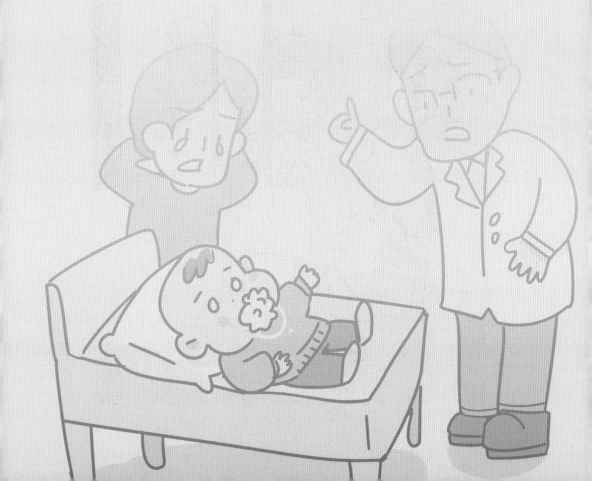

27 儿童意外，早期预防胜治疗

关键词：儿童　跌落

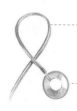 小故事

　　5岁的萌萌是小区里的小明星，活泼可爱，人人见到她都想抱抱她、捏捏她。萌萌的爸爸妈妈工作很忙，前年刚在小区买了高层安居下来，平时在家都是奶奶带娃。有一天，奶奶出门倒垃圾，告诉萌萌要乖乖地坐在沙发上，不要

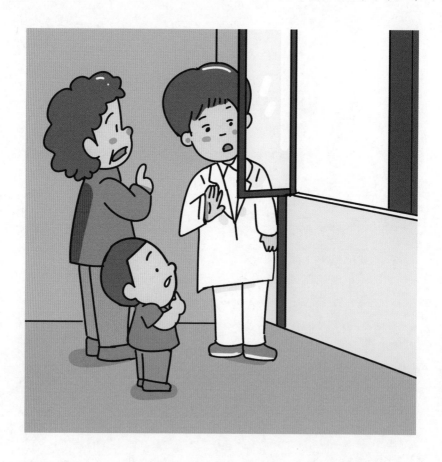

乱跑。没几分钟回来，奶奶却没看到萌萌的身影。抬头一看，阳台上的窗户半拉开，前面还有个小凳子。一种不祥的预感从奶奶脑海闪过，赶紧奔到阳台往下看，楼下已经围满了小区居民……

儿童意外伤害是国际公认的威胁儿童健康的重要问题。在我国，每年有超过 20 万的儿童因意外伤害而死亡，即每 3 位死亡儿童中就有 1 位是意外伤害所导致的。意外伤害致死亡成为 0~14 岁儿童的第一死因，意外损伤所致伤残人数远远超过死亡人数。

由于儿童好奇心强、识别危险能力差、自我保护能力弱，故 0~6 岁儿童是意外伤害的高危人群。专家指出，通过教育和学习，80% 的意外伤害是可以避免的。

儿童意外伤害常见的类型
- 窒息（异物、溺水、捂被窒息）。
- 跌落伤（跌、摔、滑、绊）。
- 交通事故。
- 中毒（药物、变质食物、化学物质、有毒气体、农药、鼠药等）。
- 烧烫伤（热水、热汤、火灾）。
- 锐气伤（刺、割、扎、划）。
- 钝器伤（碰、砸、撞）。
- 触电。
- 动物伤害（咬、抓、踢）。

家庭作为儿童最主要的活动场所，是预防儿童意外伤害的重要根据地，家长在日常环境中可以从以下方面预防儿童意外伤害。
- 预防异物窒息：尽量不要给 3 岁以下的孩子食用花生、坚果、软糖、果冻等容易呛到的食物；给孩子吃鱼时，要将鱼刺挑干净；不要让孩子接触纽扣、硬币、大头针、水钻、螺丝钉、药片、玩具小零件等物品；孩子在吃东西时要安静，不能说话、大笑、跑跳、挑逗，最好能保持直立坐姿，在固定好的餐椅中进行。如果孩子的咀嚼吞咽功能还不能很好地应对某些食物，家长或者改变食物形态，或者暂时不要让儿童进食这类食物。经常对家中进行"地毯式"扫除，及时清理孩子有可能碰到的小物件。

- 预防跌落摔伤：不要将 6 岁以下的孩子单独留在家中，哪怕是极短的时间；窗边不堆放杂物或摆放椅子，以免孩子攀爬；告诉孩子不可以在阳台、窗台附近或顶楼嬉戏；家中所有窗户安装防护网。不要让儿童单独站在桌椅等高处，及时锁闭窗户或安装防护围栏，楼梯的高度和坡度要适合学龄前儿童生长发育特点，洗手间铺设防滑瓷砖。农村自建平房顶的围栏至少不低于 1 米的高度。

- 预防中毒：生活中的有毒物品随处可见，如清洁剂、擦鞋剂、药物及含铅制品和农药等，误服即可造成中毒。预防儿童意外伤害最有效的办法就是不让孩子有机会接触到这些物品。将药品置于不易开启的安全包装中，家中长期服用的慢性药物最好不要当着孩子面服用，以免孩子模仿；喂孩子吃药时，不要把药物说成糖果进行哄骗，以免让其在概念上形成混淆。

- 预防烧伤烫伤：最好用密封、隔热杯喝热水，不要把暖壶、茶壶等盛有热水的容器置于桌边；家里的热水瓶、烧水壶等不要放在孩子可以接触到的地方；吃饭时，让孩子远离汤锅、火锅；给孩子放洗澡水时，先放凉水，再兑热水，水温调好后再让孩子靠近。建议用餐桌垫代替桌布，以免孩子拽拉桌布时将桌上的东西打翻致烫伤。不要让孩子接近炉灶、电熨斗等。

- 预防溺水：孩子洗澡一定要有专人看护，不能单独将孩子置于澡盆中；马桶、洗衣机、水缸等要随时盖好盖子。加强对孩子的监管，不让其单独去水塘或河流游泳；在泳池游泳时不去深水区，并且要有家长或教练时刻看护。

- 预防交通意外：大人带孩子外出时，一定要看牢孩子，不要让其在马路上乱跑；过马路时，要走斑马线；不在路边或巷子里嬉戏，以免被汽车或电动车撞上。家长自身需做好表率，自觉遵守交通规则。

当然，预防儿童意外伤害还有很重要的一点，就是家长要随时向孩子进行安全教育，反复告知他们那些潜在的危险，让他们远离危险，以避免意外伤害的发生。

TIPs

* 记住，儿童意外伤害最好的治疗措施就是预防在先，任何的意外发生都可能会导致严重损伤。

（张　蕾）

28 高热惊厥，宝爸宝妈要知晓

关键词：惊厥　降温

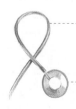 小故事

　　"医生医生，快点，我家宝宝要不行啦！快点抢救，快……"抢救室突然冲进来一位年轻妈妈，抱着大约三四岁大小的孩子，焦急地呼喊着。值班医生见状，赶紧将小孩轻轻放在床上。此时这位小女孩正双手抽搐，两眼向右边凝

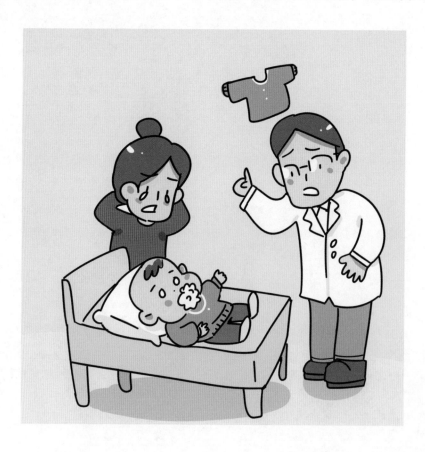

视，还口吐白沫。"身上这么烫，怎么还穿那么多衣服？"医生皱着眉头说了一句："物理降温，肌内注射镇静药物……"。小孩马上恢复了意识，并哇哇大哭起来，年轻妈妈终于松了一口气，喜极而泣。

这可不是拍摄什么《急诊室风云》之类的大片，而是现实中医院急诊抢救室小儿急救常见的场景。这个小女孩最终被诊断为小儿惊厥，是最为常见的婴幼儿急症之一。很多年轻家长在遇到孩子突发惊厥的时候往往会手足无措，慌乱地往医院狂奔。当然，马上将惊厥的小孩送往医院是正确的选择，但是在送往医院的同时，家长也可以做一些简单的处理。

❓ 什么是小儿惊厥？

小儿惊厥主要表现为小儿失去意识，身体僵硬，眼球上翻凝视，四肢抽动、强直，牙关紧闭，口吐白沫，面色苍白，口唇发绀，大、小便失禁等。发作时长多在 5 分钟以内，少数在 15 分钟以上。一般可分为热惊厥和无热惊厥。我们所碰到的小儿惊厥绝大多数属于热惊厥，我们也常称之为高热惊厥，体温大多超过 38.5℃，多由感染引起。

❓ 遇到小儿惊厥，除了要送往医院，家长们还应该做些什么呢？

- 切忌惊慌失措及焦躁不安。原因很简单，如果家长手忙脚乱，在来医院的路上不小心摔倒、绊倒，除了给孩子带来二次伤害，自己也容易发生意外情况。
- 请勿大声呼唤、拍打小孩，反而要保持环境相对安静，以免刺激加重惊厥发作。除去周围危险品，不强行束缚，不压人中，不往嘴里塞物，不撬牙齿，不按压或摇晃患儿以免导致进一步伤害。
- 当发现小孩浑身发烫，可给予冰冰贴或温毛巾敷在患儿额头、颈部等位置，以快速降温。即使是无热惊厥，物理降温也无副作用。禁忌毛毯衣物包裹捂汗，也不要给正在惊厥的小孩喂食，避免呛咳窒息。
- 如果小孩口吐白沫或呕吐，赶紧将其头侧向一方，防止误吸。

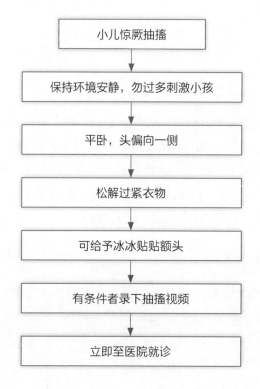

小儿惊厥抽搐

↓

保持环境安静，勿过多刺激小孩

↓

平卧，头偏向一侧

↓

松解过紧衣物

↓

可给予冰冰贴贴额头

↓

有条件者录下抽搐视频

↓

立即至医院就诊

TIPs

* 小孩发病时，家长尽量记好开始的时间，有机会录下视频，以便更好地提供诊断依据。

* 多数小儿惊厥持续时间短，预后良好。如持续时间较长，反复发作或惊厥后精神萎靡不振，需立即就医，详细检查以明确病因。

（祖道明）

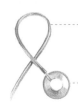

29 小儿哮喘，吃药雾化两不误

关键词：小儿哮喘　药物吸收

📖 小故事

　　天气转冷，小月的哮喘毛病又发作了。爸爸给她做了雾化，咳喘的症状稍微好了点。看到瘦小的小月一副弱不禁风的样子，爸爸的心里也挺不好受。好在，因为家里有好多常备药，过了一会儿，小月就慢慢睡着了。

　　支气管哮喘是儿童常见的慢性呼吸道疾病，哮喘反复发作会严重影响儿童的健康和生活质量。目前全球大约有 3 亿例哮喘患儿，并且患病率仍在上升，

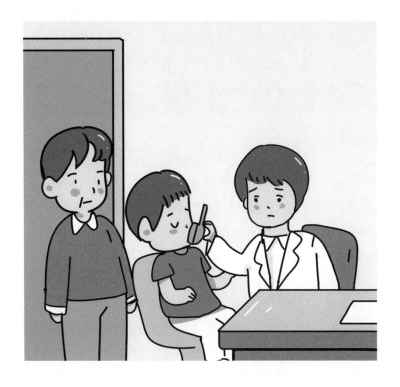

特别是发展中国家的年幼儿童。在我国，儿童哮喘在 10 年内翻了一番。

哮喘急性发作时气管腔明显变狭窄，平滑肌痉挛收缩，会出现咳嗽、喘息、胸闷、气急、呼吸困难，甚至导致呼吸衰竭和死亡。

❓ 当儿童哮喘急性发作时，家长怎么处理呢？

首先，轻度发作时，可以口服爱纳灵或美普清，患儿休息，观察喘息变化。

其次，中度发作时，选择吸入治疗，吸入治疗与其他给药方式相比，具有给药剂量小、局部药物浓度高、起效快及全身不良反应少等优势，在儿科广泛应用。目前常用的装置有雾化吸入器、压力定量吸入器、压力定量吸入器 + 储雾罐、干粉吸入器等。为患儿选择合适的吸入装置和吸入药物是疾病治疗成功的第一步，应根据患儿的年龄、病情特点、配合程度和个人喜好选择合适的吸入装置，雾化吸入疗法由于没有年龄限制，无技术要求，家庭雾化选择较多。

❓ 在使用压缩雾化器吸入治疗时，需要注意哪些事项呢？

- 治疗前 30 分钟避免患儿过度进食，以免雾化过程中因哭吵导致恶心、呕吐等症状。吸入前及时清除口腔分泌物、食物残渣等以免妨碍雾滴深入。
- 雾化治疗前需充分清除气道分泌物，有利于气溶胶在下呼吸道和肺内沉积；呼吸道分泌物多时，先拍背咳痰，必要时吸痰。
- 雾化吸入治疗前需洗脸，不要涂抹油性面霜，这些油性面霜会造成更多的面部药物吸附。
- 正确组装管路、喷雾器及面罩（或咬嘴）。
- 雾化吸入时最好选择坐位，此体位有利于吸入药物沉积到终末支气管及肺泡。对于不能采取坐位者，应抬高头部并与胸部呈 30°。婴幼儿可半坐卧位，以利于药物在终末细支气管的沉降。
- 每次雾化用量为 3~4 mL，若药物容量不足，可使用生理盐水稀释，一般每次雾化吸入时间为 10~15 分钟。
- 手持喷雾器应保持与地面垂直，避免药液倾斜外溢。
- 雾化时面罩必须紧贴口鼻部，避免漏气造成疗效下降。
- 幼儿烦躁时易使面罩移位。

❓ 雾化吸入选择咬嘴还是面罩？

面罩型雾化吸入可使药物到达呼吸系统所有区域，适合年幼儿或病情较重的年长儿；咬嘴型雾化吸入可使药物更多地沉积在呼吸道深部，适合病情为轻中度的年长儿。

❓ 患儿哭闹对雾化治疗会有影响吗？

哭闹时吸气短促，雾化的药物微粒几乎无法被传送到肺部，大部分吸入的药物微粒主要以惯性运动方式留存在口咽部，然后被吞下。因此，哭闹厉害的患儿应暂停治疗，应想方设法让患儿安静后或安抚入睡后再继续雾化治疗。在雾化吸入治疗时，要尽量安抚和鼓励宝宝进行平静呼吸。

如果哮喘重度发作，请在家庭吸入治疗基础上及时就医。

另外，家长需要注意以下几点。

- 情绪应激是一种重要刺激物，焦虑可以是哮喘发作加剧的触发因素。
- 稳定期的哮喘患儿，在情绪波动后（大哭、发脾气等）哮喘突然发作。
- 一部分孩子会因为哮喘发作时的症状而感觉惊恐、焦虑、抑郁。
- 家长的紧张和焦虑情绪，会传染给孩子，给患儿造成心理压力。
- 孩子哮喘发作，家长不可过于紧张，尤其不应在孩子面前显得手足无措。
- 应该镇定自若，给孩子信心，除了应急药物外，扶孩子到阳台/户外呼吸新鲜空气。
- 好言安慰孩子，解除焦虑不安，说一些提示性的语言：我们马上去医院，医院就在附近，医生有办法……

TIPs

> *小儿支气管哮喘不要满足于每次急症发作后的缓解，建议稳定期儿科呼吸内科门诊长期随访，有助于控制发作频率及发病程度。

（张　蕾）

第七篇

眼耳鼻咽喉科疾病篇

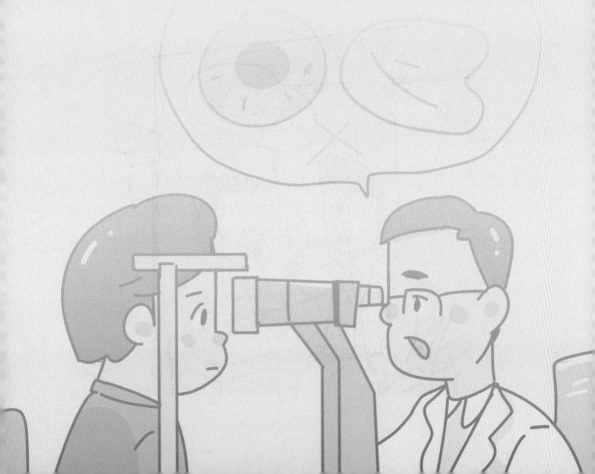

30 鱼刺卡喉，吞醋吞饭不可取

关键词：鱼刺卡喉　咳嗽　喉镜

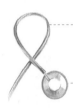 小故事

　　老李今年 67 岁了，退休之后爱上了钓鱼，几乎每周都会约上三五老友一起去周边钓鱼，于是鱼便成了他们一家饭桌上的"常客"。一日，老李一家正围着饭桌享用红烧鲫鱼，突然，老李喉咙一阵疼，一根鱼刺卡在了他的喉咙里。家人建议他喝醋、吃点饭团咽下，但这根鱼刺还是非常顽强地卡在他的喉

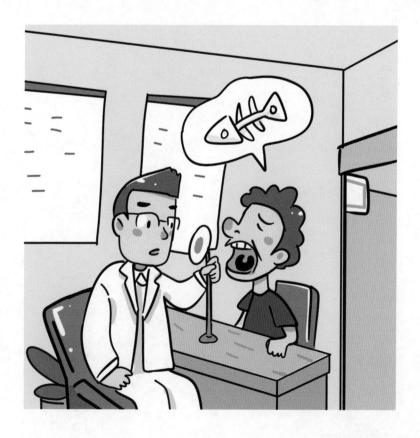

咙里面。老李想着也不是什么大事，说不定忍一下那根小鱼刺就自己消失了。老李忍了一晚上，到了第二天，鱼刺却依然卡着，完全没有消失的迹象，老李实在难受得不行，赶到医院耳鼻咽喉科就诊。经检查发现，因为硬吞饭团，不断吞咽口水，导致鱼刺越刺越深，原本卡在咽喉部的鱼刺刺入了食道，最后不得不住院手术才取出一根长约 4 cm 的鱼刺。

一般来说，想要补充优质的蛋白质，可以适当进食鱼肉。但在吃鱼的过程中需要十分小心，因为部分种类的鱼有很多的鱼刺，很多人在吃鱼的时候方法不合理或太过心急，可能会不慎吞入鱼刺，之后卡到喉咙。鱼刺卡住，生活中经常有人说吞点饭团或含一口醋吞下去，刺就没有了，这么做不可取。

注意事项

- 不要吞饭。不要尝试用饭团、馒头等食物把鱼刺"带"进胃里，因为它们只会把位置较浅的刺推到更深处。位置越深，医生就越难找。如果鱼刺到了食道，可能就需要通过胃镜、食管镜甚至是开胸来取刺了。
- 喝醋不能软化鱼刺。不少人认为被鱼刺卡住后，喝点醋能使鱼刺软化从而慢慢消失，但事实并非如此。如果把鱼刺放在醋中浸泡 15 分钟以上是可以达到软化效果的，但在卡刺时喝醋，醋仅仅是穿喉而过，并不能将鱼刺浸泡其中，所以并不能软化鱼刺。

总之，吞饭、吞醋均是不可取的，反而可能会把鱼刺带到更深的地方或是刺进更深的组织中，不仅增加了取出鱼刺的难度，还会增加病情的危险性。

如何正确处理？

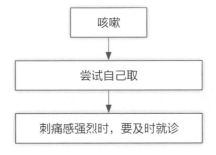

- 如果鱼刺不太大，可以尝试用力咳嗽。很多情况下，细小的鱼刺是可以跟着气流脱落下来的。
- 对于卡在较浅部位的小鱼刺，可以尝试对着镜子或者在亲友帮助下在扁桃体、扁桃体周围和舌根浅部寻找鱼刺，找到后可用镊子取出。
- 如果不小心被又大又硬的鱼刺卡住，且有强烈的刺痛感，或者感觉颈部、胸部刺痛明显，应该尽快就医。医生会根据鱼刺的大小、深浅及部位给予不同的处理方法：①直接取。②喉镜取。③胃镜或食管镜取。④手术。

TIPs

　*别再使用吞醋、吞饭团这些土方法去解决鱼刺卡喉了，你以为的鱼刺会顺势掉落，往往变成鱼刺越卡越深，刺破食管和血管。

（陈以标）

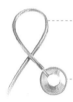

31 鼻子出血，勿要仰头来止血

关键词：鼻出血　鼻翼　压迫

📖 小故事

　　十月的一个早晨，风和日丽，鸟语花香，小康带小薇骑行于青青草原，欣赏着大自然的风景。突然，小康停下了脚步，用手捂住了鼻子，原来他流鼻血了。小薇见状，急忙示意让他将头往后仰以止血。可是小康不认同，他觉得抬头只能"望明月"，何来止血一说。两人争论不休，不欢而散……

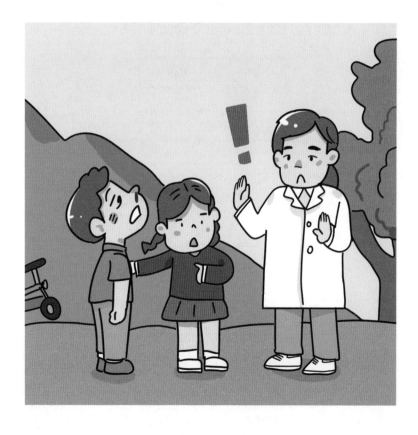

鼻子为什么会出血呢？

鼻出血主要原因有鼻部损伤，鼻中隔偏曲，鼻部炎症，鼻腔、鼻窦及鼻咽部肿瘤，鼻腔异物等。由于鼻腔内血管分布比较丰富，出现上述任一情况都容易导致鼻出血。所以，大家平时一定要注意保护好鼻子，因为它真的没你们想象的那么坚强。

 鼻出血时，到底能不能仰头止血呢？

答案肯定是不能。因为头往后仰使鼻孔朝上，这样做只是肉眼看不到血在往外流，但实际上血还是在继续向内流的。血液内流可能会把各种细菌带入鼻咽部，引起其感染；更有甚者，血液也可能流入支气管，引起剧烈的呛咳或者呼吸道感染。特别是出血量很大时，仰头容易把血液呛入气管及肺内，有引起窒息的危险，后果不堪设想。所以，还是希望大家可以使用正确的方法去处理鼻出血。

 如果真的鼻出血了，我们应该怎么正确处置呢？

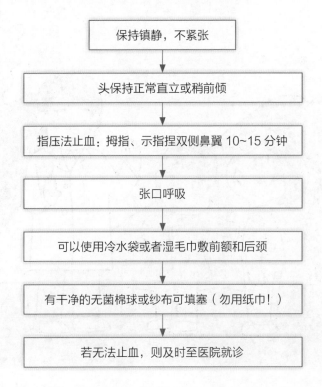

平时，如果我们多注意以下几点，就可以有效预防鼻出血。

- 不要经常挖鼻孔，应保持鼻腔卫生，切勿用力擤鼻、过力揉鼻。儿童应多加看管，避免其因好奇将异物塞入鼻孔导致鼻腔损伤或者感染出血。

- 合理饮食，不挑食偏食，应多吃新鲜的蔬菜水果，多饮水，少食辛辣刺激类的食物。

- 适当开窗通风，保持房间的空气流通，秋冬季节气候较干燥，可以在室内放置一盆水或者使用加湿器，保持湿度，预防鼻腔黏膜干燥出血。

- 碰到反复不明原因的出血，应及时就医，查明原因，积极治疗原发病。

TIPs

* 鼻出血时不要用纸巾去塞鼻孔，因为纸巾可能会部分溶解后黏于鼻腔，导致后期感染。

* 血压过高会导致鼻出血，平时注意控制血压。

（陶 燕）

32 眼进异物，揉眼不当危害大

关键词：眼进异物　角膜炎

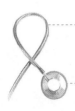 小故事

小易的婚房已装修大半，为了给爱巢锦上添花，他亲力亲为。这天，当小易拿着榔头敲打天花板时，突然感到右眼飞入一粒灰尘，他下意识眨了几下眼睛，灰尘还在。他用手背使劲地揉了几下右眼，缓慢张开眼睛，一股热泪从眼角流出，但眼睛的疼痛感丝毫没有缓解。小易走下梯子来到水龙头前，用手指撑开右眼，用自来水水流冲洗自己的眼睛，一边冲，一边揉捏眼皮，但灰尘就

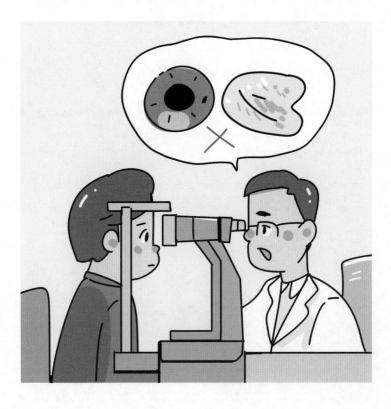

是不出来，小易继续边揉边冲，这样过了几分钟，异物感非但没有缓解，反而加重了，而且看东西也变得有些模糊。小易想到家里还有之前用过的眼药水，就找出来滴了几次，强忍着继续工作。到了下午，眼痛让小易实在无法忍受，只好去医院就诊。小易将事情的经过告诉医生后，经过仔细检查，医生在他的上眼皮内发现了一粒铁屑，并用棉签轻轻地擦拭掉。小易终于舒服多了，但依然觉得眼内有异物感。医生告诉小易，他的角膜上皮有多处擦伤，这是用力揉眼或者冲洗眼睛时造成的，并强调了角膜擦伤后很容易导致角膜炎，而角膜炎也可能会影响视力……

大家一定有一些疑问，眼睛进东西到底能不能揉眼睛？不可以用水冲洗吗？让他人帮忙取出异物可行吗？我们帮大家解答这些疑问。

能进入眼睛的异物有哪些？

常见的眼表异物有灰尘、泥沙、铁屑、动植物的毛刺，甚至是小昆虫，这些东西进入眼睛后会引起反射性的眨眼和流泪，多半的异物会被清除出眼睛。而一些卡在睑板下沟、穹窿部，或是刺入组织甚至陷入角膜的异物往往很难自行脱落。

眼睛进异物后能揉眼睛或者用水冲洗吗？

卡住或刺入组织的结膜异物会摩擦角膜引起异物感和流泪等刺激症状，而揉眼恰恰会加重这种摩擦；用水冲洗眼睛也很难洗去这些异物，且过于频繁和粗暴的冲洗可能损伤我们像积雪一样脆弱的角膜上皮，从而引起角膜感染。

他人帮忙取出异物可行吗？

进入眼睛的异物往往很小，肉眼难以发现，且卡住、刺入组织的异物必须借助工具才能取出，操作的专业性和无菌要求较高，其他人往往好心帮倒忙，东西取不出反而会造成眼睛的损伤或感染。

可以滴用眼液冲洗异物或者预防感染吗？

可以尝试用滴眼液冲洗，首先需要确保滴眼液是没有使用禁忌的，并且滴眼液是新的或者打开在 1 个月以内的，且能够安全有效地使用。

眼睛中不小心进了异物，我们能紧急做哪些处理呢？

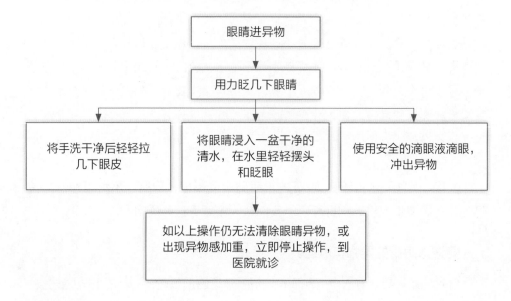

```
                    ┌──────────────┐
                    │  眼睛进异物   │
                    └──────┬───────┘
                           │
                    ┌──────┴───────┐
                    │ 用力眨几下眼睛 │
                    └──────┬───────┘
        ┌──────────────────┼──────────────────┐
┌───────────────┐ ┌───────────────┐ ┌───────────────┐
│将手洗干净后轻轻拉│ │将眼睛浸入一盆干净的│ │使用安全的滴眼液滴眼，│
│   几下眼皮     │ │清水，在水里轻轻摆头│ │   冲出异物     │
│               │ │   和眨眼       │ │               │
└───────────────┘ └───────┬───────┘ └───────────────┘
                          │
                ┌─────────────────────┐
                │如以上操作仍无法清除眼睛异物，或│
                │出现异物感加重，立即停止操作，到│
                │      医院就诊         │
                └─────────────────────┘
```

TIPs

＊眼睛是我们心灵的窗户，除了要知道眼进异物如何处理，保护视力也很重要。要少看手机、电视，多看我们的科普图书哦！

（李　兴）

急救关键词索引

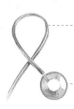

（按拼音排序）